의사가 된 후에야 알게 된

위험한 의학 현명한 치료

김진목 지음

전나무숲

의사로서 불완전한
나에 대한 부끄러운 고백서

어린 시절 내 의식 속에서 의사는 너무나 '멋있는' 직업이었고, 동경의 대상이었다. 그러면서 자연스럽게 나는 의사가 되겠다는 꿈을 키웠다. 의사로서의 꿈은 치과의사이셨던 선친의 영향도 있었다. 꿈꾸던 대로 나는 의사가 되었다. 가슴속에 오래 품었던 꿈을 이루면서 나는 기쁨과 보람이 충만한 삶이 나를 기다리라고 기대했다. 그러나 현실은 영화나 소설 같지 않았다. 의학은 나날이 발전하고 있는데 치유할 수 없는 환자는 늘어만 갔고, 의학 이론은 실제 임상 현장에서는 맞지 않았다. 환자 앞에서 속수무책인 경우가 많았고, 그러면서 환자의 불신은 커져만 갔다.

나를 더욱 견디기 힘들게 한 것은 '병을 치료하고, 생명을 살린다'는 현대의학의 의학적 치료로 인해 오히려 병을 키우거나 얻는 사람들이 많다는 현실이었다. 내가 자부심을 갖고 매달려 온 현대의학의 모순과 한계를 접하면서 직업적 회의로 절망을 거듭했다.

게다가 나 자신도 만성질환을 앓고 있는 환자였다. 레지던트 1

년 차 때 환자에게 전염되어 만성간염 보균자가 되었고, 중년에 접어들면서 간간이 보이던 아토피 증상도 직업적 스트레스가 커질수록 심해졌다. 자기 병 하나도 제대로 치료할 수 없는 의사라니! 직업적 회의가 극에 달했고, 마침내 나는 현대의학자의 길을 접었다.

현대의학자로서 살기를 포기했지만, 의사의 길마저 접은 것은 아니었다. 나는 본격적으로 대체의학을 공부하기 시작했고, '현대의학'이라는 우물 속에 갇혀 있던 내가 더 넓은 세상과 더 많은 가능성이 있다는 사실을 알게 되었다. 편견을 벗고 세상에 존재하는 수많은 의학과 만나고 싶다는 열망으로 나는 다시 희망을 품었다. 내 삶은 새로운 희망을 안고 무수히 열린 의학의 길을 즐겁게 탐색하게 되었다. 자연의학의 무한한 가능성과 생활의학의 참된 가치를 나날이 깨달으면서 말이다.

이 책은 직업적 회의로 방황하고 절망하며, 그리고 새로운 희망을 키워온 내 삶의 기록이다. 아울러 의사로서 불완전한 나에 대한 부끄러운 고백서이자, 우리가 모두 기대고 있는 주류 의학인 현대의학의 한계를 드러낸 반성문이기도 하다.

나는 우리가 전폭적으로 기대고 있는 현대의학의 한계를 제대로 볼 수 있어야 한다는 것을 말하기 위해 썼다. 현실을 바르게 깨달을 때 비로소 더 나은 세계로 나갈 수 있다고 나는 믿는다.

현대의학이 뼈아픈 자각과 반성을 거치며 진정하게 진보해 가기를 간절히 바라며, 이 부끄러운 고백서를 세상에 내놓는다.

차 례

1

현대의학의 한계로 끝없이 절망하다

환자 앞에서 무기력한 의사

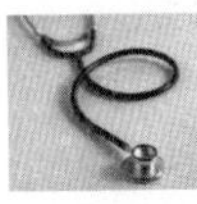

내가 인턴이라는 초보 의사로 환자 앞에 처음 선 것은 34년 전이다. 그 시절 나는 잔뜩 긴장한 채 의학 교과서에서 배운 간단한 처치조차 제대로 못 하고 덤벙대는 풋내기 의사였다. 응급 환자라도 만나면 머릿속이 하얘질 만큼 서투르고 미숙한 시절이었다. 선배들의 노련한 대처에 감탄하면서 주눅이 들곤 했다. 만성적인 수면 부족과 과중한 업무로 '인간의 한계를 시험하는' 고된 인턴과 레지던트 시절을 견딜 수 있었던 이유는 오직 하나였다. '지금은 비록 서투르지만 경험을 쌓으면 내가 꿈꾸던 실력 있는 의사가 될 것이고, 어떤 환자도 척척 볼 수 있을 것'이라는 믿음이 있었기에 힘든 날들을 버틸 수 있었다. 신경외과 의사로 인정받기 위한 첫 관문인 개두술(머리를 여는 수술)을 무사히 마치고, 첫 집도 때 썼던 메스를 넣은 기념패를 뿌듯해하며 받기도 했다. 그리고 나는 차차 능숙하게 환자들을 대할 수 있었다.

머리 손상으로 혼수상태가 되어 응급실에 실려 오는 환자를 응급수술로 구해낸 후 의식을 찾은 환자를 대할 때는 더할 수 없이 흐뭇했다. 마치 신이라도 된 양 자부심을 느꼈고, 내가 얻은 지식과 권위에 기쁨을 느끼곤 했다.

그러나 그 건방지고 오만한 기쁨은 그리 오래 가지 않았다. 언제부터인가 나는 조금씩 무력해지기 시작했다. 똑같은 상태의 환자를 수술해도 어떤 사람은 낫는데, 어떤 사람은 오히려 악화되었다. CT(컴퓨터단층촬영)로 볼 때는 전혀 문제가 없는데도 환자는 고통을 호소했다. 만성질환자들은 오랫동안 약을 복용하면서 다른 이상을 호소하기도 했다. '경험을 쌓아 실력을 갖추면 환자를 척척 치료할 수 있을 것'이라는 믿음은 깨졌고, 내가 자부심을 갖고 공부한 의학에 의문이 생기기 시작했다.

현대의학은 과학성, 즉 객관성·재현성·보편성을 바탕으로 세계의 의학이 되었다. 언제 어디서나 누구에게나 인정되는 '객관성', 똑같이 시술하면 똑같은 결과를 얻는 '재현성', 어디에서나 두루 통하는 '보편성'을 바탕으로 한 '근거중심 의학(evidence based medicine)'이라는 강점을 내세워 전 세계의 주류 의학이 되었다.

그러나 이 과학적 의학이 실제 임상 일선에서는 불확실하기만 했다. 같은 증상의 환자를 동일하게 수술해도 결과는 달랐고, 의학의 정설은 계속 바뀌어 갔다. 최첨단 의학을 공부한 의사로 자부하던 나는 불확실하고, 모호하고, 비과학적인 상황 앞에서 번번이 당황했다.

현대의학의 불확실성에 대해 미국의 외과 의사 아툴 가완디(Atul Gawande)는 이렇게 말한다. “우리는 의학을 지식과 처치가 질서정연하게 조화를 이루는 분야라고 생각한다. 그러나 그렇지 않다. 의학은 불완전한 과학이며, 부단히 변화하는 지식, 불완전한 정보, 오류에 빠지기 쉬운 인간들의 모험이며, 목숨을 건 줄타기이다.” 외과 의사의 경험을 통해 현대의학의 모호성을 지적한 말이다.

또한 그는 “날마다 외과 의사들은 불확실한 것들과 대면한다. 정보는 불충분하고, 과학은 모호하고, 자신의 지식과 능력은 결코 완벽하지 못하다. 가장 간단한 수술조차 성공적으로 끝난다고, 아니 환자의 생명이 무사할 것이라고 장담할 수 없다”고 말한다. 최첨단을 걷는다는 현대의학의 현실을 진솔하게 지적한 말이다.

인간이 완전할 수 없듯이, 의학 역시 완벽할 수는 없다. 그리고 아무리 첨단 현대의학이라고 해도 질병의 고통을 모두 덜어 줄 수는 없다. 의학이 완전할 수 없기에 임상의학에서 불확실성이 존재할 수밖에 없다는 사실은 나도 분명히 알고 있다.

그러나 내가 품고 있던 회의는 불확실한 세상을 살고 있는 우리가 원초적으로 갖게 되는 그런 의문이 아니었다. 내가 열정을 갖고 공부한 현대의학의 질병관과 의학적 이론에 대한 회의였다.

나는 혼란스러웠다. 내가 믿고 있는 최선의 치료법이 어쩌면 틀릴 수도 있다는 사실이. 고민이 계속되면서 나는 점점 확신이 없어졌고, 환자 앞에서 더욱 무력해져 갔다.

진보와 첨단에 대한 환상과 한계

현대의학의 뿌리는 서양의학이다. 서양의학은 19세기 말 감염증을 발견하고, 병원성 미생물을 없앨 수 있는 약을 등장시키면서 세계 의학으로 성장할 빗장을 열었다. 당시 인류의 가장 무서운 적인 병원균을 제압할 항생제가 등장하고, 혈액형을 분류해 수혈이 가능해지고, 마취제를 만들어 외과 수술을 쉽게 할 수 있게 되면서 현대의학은 빠르게 발전했다. 전염병의 공포에서 많은 사람들을 구해내면서, 그리고 응급 상황에 처한 사람을 수술로 살려내면서 현대의학은 엄청난 위상을 얻었다.

현대의학은 이후 과학을 본격적으로 도입했다. 산업혁명 이후 영국, 독일, 프랑스에서 태동한 과학적 의학은 2차 세계대전 이후 미국으로 건너가 급성장했다. 특히 1910년에 발표된 '플렉스너 보고서(Flexner Report)'는 표준화된 과학적 의학교육의 기준을 제시했고, 이 보고서를 기반으로 의학과 의료제도가 만들어졌다. 그 후 현대의학은 명실상부한 과학적 의학을 자부하며 세계의 주류 의학으로 군림하게 되었다.

현대의학은 진보를 거듭해 의료 진단 장비의 발달로 인체를 세밀하게 꿰뚫어보게 되었고, 질병을 분자생물학적 차원으로까지 진단해냈다. 또한 교통사고와 같은 응급 상황에 처한 이들을 신속하게 구했다. 응급의학과 급성질환, 외과 질환에서 큰 성과를 거두며 인류를 질병의 고통에서 구해줄 것이라는 기대를 불어넣었다. 그러나 오늘날 우리의 현실은 어떤가? 병원은 규모를 자랑하며 나날이 번창하고, 첨단 검사 장비는 하루가 다르게 발전하고 있다. 게다가 무슨무슨 난치병에 획기적이라는 신약이 계속해서 쏟아지고, 죽어 가는 사람을 살린다는 첨단 수술법도 속속 등장하고 있다. 그러나 이렇게 최첨단 의료 테크놀로지의 혜택을 받고 있음에도 질병으로 고통 받는 사람들은 여전히 존재한다. 아니 질병으로 고통받는 이들이 더욱 늘어만 가고 있다.

첨단이라는 이름으로 무장한 의학은 나날이 발전하고 있지만 온갖 난치병이 난무하고, 해결하지 못하는 만성질환은 늘어나고 있다. 약물 남용으로 내성을 가진 슈퍼 균이 등장하고, 과잉 치료로 인간의 면역력이 저하되고, 또 병원 치료로 인해 오히려 병을 얻는 의원병 환자가 늘어나고 있다. 개인과 나라의 의료 비용 부담이 눈덩이처럼 커지고, 없는 병도 만들 만큼 의료 상업주의가 팽배한 현실 속에서 현대의학이 쌓아온 절대적인 신화는 무너지고 있다.

오늘날 현대의학은 '병든 사람을 치유할' 책임을 다하지 못하면서 진정한 의학으로서의 존재 가치마저 흔들리고 있다. 아무리 지난날 눈부신 업적을 쌓았다고 해도, 지금 이 순간에 환자를 질병의 고통에서 벗어나게 할 수 없다면 진정한 발전을 이루었다고 볼 수 없다. 그러나 오늘날 현대의학은 그 역할을 제대로 하지 못하고 있다. 이것이 바로 현대의학이 실패했다고 보는 가장 핵심적인 이유이다. 결국 우리가 그동안 보아온 것은 '첨단' 의학이 아니라, 첨단과 진보에 대한 '환상'이었는지도 모른다. 과대평가되고 있는 현대의학의 현실을 똑바로 보아야 한다. 우리 모두가 신뢰하고 의지하는 주류 의학이기에 더더욱 냉정하게 분석되어야 한다.

지난날 이룩한 성과에 도취해 스스로 부딪친 한계와 문제점마저 외면한다면, 결국 더 이상의 진보는커녕 사람들의 건강을 해치는 '위험한 의학'으로 낙인이 찍힌 채 한없이 추락하게 될 것이다.

과학적 의학의 한계

현대의학은 질병의 원인을 파악하기 위해서 병적 현상을 그 출발점으로 삼는다. 그러다 보니 질병의 증상에 따른 진단법이 발달해 '고혈압에는 무슨 약, 당뇨병에는 무슨 약'이라는 식의 획일적인 처방을 내린다. 사람마다 갖고 있는 고유 특성을 보지 않고 단지 질병과 증상에만 매달려 동일한 처방과 치료가 이루어지고 있다.

'병자'는 보지 않고 오로지 '병'에만 매달리는 현대의학은, 병을 앓는 '인간' 중심의 의학이 아니라 '질병' 중심의 의학이 되고 있다.

똑같은 병을 가진 사람이라고 해도 유전적 소인, 연령, 체력, 환경, 심리적 상태, 면역력과 약물 대사 능력 등이 각기 다른데도, 동일한 병명을 가진 수많은 환자들이 천편일률적인 치료를 받고 있다.

이렇듯 환자 개개인의 차이를 인정하지 않기 때문에, 같은 치료를 받고도 효과를 보는 사람이 있는가 하면 부작용이 심한 사람도 있다. 질병 중심의 획일적인 의학이라는 한계는 현대의학의 불확실성을 가중시키는 하나의 요인이다.

또한 현대의학은 질병 중심의 의학이기 때문에 의료 분화(分化)의 특성을 보이고, 우리 몸의 각 기관도 세분화해서 본다. 임상에서도 외과, 내과, 소아과, 산부인과, 안과, 피부과, 이비인후과, 비뇨기과 등 분과는 대략 30개 정도이고, 세부 분과는 수백 개에 이를 만큼 고도로 전문화되어 있다. 특히 우리 몸을 더 작고 더 정밀하게 분석하려는 현대의학은 해부학과 조직학을 발달시켰고, 생명과학 분야에서 세포와 유전자까지 볼 수 있는 시스템을 갖추는 성과를 얻었다. 그러나 부분을 정밀하게 탐구하다가 정작 중요한 '생명의 전체성'은 보지 못하고 있다. '전체적 유기체'로서 환자를 보지 못하는 것이다.

인체는 스스로를 조직하고 조절하며, 각 부분이 서로 관계를 맺고 균형과 조화를 도모하는 유기체이다. 이런 유기적 시스템, 즉 전체성이 있기에 살아 움직일 수 있는 것이다. 그럼에도 현대의학은 오로지 병든 부분에만 매달리고 있다. 고도로 전문화된 의료 시스템을 갖춘 현대의학은 우리 몸의 독립된 부분의 실체에 집착하느라 생명체의 전체성을 외면했고, 커다란 벽에 부딪쳤다.

최첨단 의료 장비의 한계와 오류

의학적 진단에서 의료 장비에 의한 검사 지표가 규격화되어 있다는 말은, 현재의 검사 시스템으로 측정할 수 없는 질환의 경우에는 '이상이 없다'는 결론을 얻게 된다는 말이기도 하다. 환자는 분명 어떤 이상으로 고통을 호소하는데, 이상이 없다는 진단을 받게 되는 경우를 말한다. 오늘날 많은 '원인 불명성' 질환자들이 바로 그런 예이다.

최첨단 의료 장비라고 해도 인체의 정교하고 미세한 메커니즘을 모두 밝힐 수는 없다. 현대의학 시스템으로 원인을 알 수 없는 경우에는 대개 '신경성'이나 '스트레스성' 등의 병명을 얻게 된다. 특히 인체의 구조적 이상인 기질성 질환과 달리 기능성 질환의 진단에서는 많은 허점을 보여왔다.

코넬 대학교 의과대학 교수이자 내과 의사인 에릭 카셀(Eric J. Cassell)은 이렇게 말한다. "한 환자가 요통을 호소해 X선 촬영을 한다. 만약 X선 촬영에서 탈출한 척추간판이나 다른 구조적 이상을 보이지 않는다면 이 환자는 '아무 이상 없다'는 대답만 듣게 될 것이다. 하지만 분명 무언가 이상이 있음에 틀림없다. 그렇지 않다면 허리가 아플 리 없기 때문이다. 그런데 고전적 질병이론에 따르면, 이 경우는 아무런 질병도 존재하지 않는다. 환자가 아무리 고통스러워해도 구조적 변화가 없다면 질병이라고 할 수 없기 때문이다."

현대의학은 첨단 과학적 장비와 지표를 이용한 진단을 하므로 정확할 것이라는 관념 또한 잘못된 것이다. 암 진단을 예로 들어보자. 현대의학의 메카라는 미국의 경우 암 진단의 오진율이 44%에 이른다는 보고가 있다. 1998년 미국의학협회지에 따르면, 미국 루이지애나 주립대 연구팀이 암 환자 250명을 대상으로 사망 전 진단명을 비교한 결과, 111명이 암이 아니었거나 진단 부위가 잘못된 것으로 나타났다. 우리나라는 오진율에 대한 전문적인 통계 자료가 없다. 그러나 세계보건기구가 2000년 발표한 세계 각국의 의료 수준 평가 결과에 따르면, 우리나라는 부끄럽게도 58위이다. 실제 한국소비자보호원에 접수되는 오진에 대한 불만 신고는 만만치 않은 수준이다. 2001년 1월부터 2005년 10월까지 접수된 건강검진 관련 소비자 불만 신고 302건 가운데 19.5%가 오진으로 인한 피해로 나타났다. 또한 1999년 4월부터 2003년 4월까지 암 관련 의료분쟁으로 피해구제를 신청한 154건의 사례 가운데 73.4%가 의사의 오진 때문인 것으로 나타났다.

획일적·분석적·기계적 의학이 놓친 '생명의 전체성'

서양 철학에 토대를 두고 있는 현대의학은 정신과 물질, 주관과 객관을 다른 것으로 보는 이원론적 사고에 기초를 두고, 세계를 물질론적이고 기계론적 관점으로 보고 있다. 어떤 물체나 생명체는 모두 그것을 구성하는 요소들로 환원하여 하나하나 나누어보면 그 본질을 파악할 수 있다는 입장이다. 현대의학의 가장 근본적인 한계가 바로 이 그릇된 생명관에서 비롯된 것이다.

과학기술을 이용해 아무리 인체를 낱낱이 해부해 각 장기의 기능을 완벽하게 이해한다고 해도 그것만으로 우리 몸의 전체적 기능을 이해할 수는 없다. 각 장기 상호간의 작용과 마음의 작용에 대해서도 통찰해야 비로소 인체에 대한 전체적이고 올바른 이해가 가능할 것이다. 질병의 부분만을 분자생물학적으로 접근해서는 결코 전체적 유기체로서의 인간을 제대로 이해할 수 없다.

물질세계, 즉 눈에 보이는 세계에만 매달려온 현대의학은 가시적인 진단법과 치료법을 선호해왔다. 그러나 병의 원인은 몸에만 있는 것이 아니다. 오히려 눈에 보이지 않는 마음이 스트레스에 시달릴 때 더 많은 병을 얻는다. 그러나 현대의학의 치료법은 눈에 보이는 물질과 몸, 그리고 병든 기관에만 집착한다. 현대의학은 스스로도 인체를 기계적으로 접근한 생명관의 한계를 인정하고, 현대에 들어서면서 극단적인 기계론을 접고 생명체의 유기적 관계를 인정하는 움직임을 보이고 있다. 그러나 현대의학은 분석적·기계론적 환원주의와 심신이원론에 뿌리를 두고 있기 때문에 그 틀에서 크게 벗어나지 못하고 있다.

근본적인 치유에 속수무책

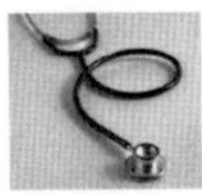

지금까지 현대의학은 특정병인설을 토대로 질병에 대처해왔다. 특정병인설이란 특정한 원인이 특정한 질병을 일으키므로 그 원인을 찾아내 제거해야 병이 낫는다는 이론이다. 100여 년 전에 대두된 특정병인론은 자연스럽게 '특효요법'이라는 개념을 낳았다. 해당 질병을 일으키는 특정 원인을 제거하거나 교정하는 데 특별한 효과가 있는 치료법이 따로 있다는 것이다. 그런 효과가 있는 약을 당시에는 '마법의 탄환'이라고 불렀다. 감염성 질환의 경우 원인균을 죽이는 항생제를 마법의 탄환으로 이용했다.

특정병인론은 어느 면에서는 설득력이 있지만, 현대인의 만성질환에는 근본적인 해답을 내놓지 못하고 있다. 발병의 원인이 불확실하거나 복합적이기 때문이다. 20세기 초반에는 폐렴, 독감, 콜레라 같은 급성질환자의 비율이 90% 이상이었다. 그러나 오늘날 병원성 질병은 급격히 줄고 대신 암, 중풍, 심장병, 당뇨병, 고혈압

같은 비병원성(非病原性) 만성질환자들이 대부분이다. 병원균처럼 눈으로 확인해서 죽일 수 있는 병이 아닌 비병원성 만성질환에 현대의학은 속수무책이다. 발병의 근본원인이 명확하지 않고 복합적이라서 증상 완화에만 매달리고 있다. 이처럼 가시적인 증상만 억누르는 대증요법(對症療法, 병의 원인을 찾기 힘든 경우, 겉으로 나타난 병의 증상에 대응하여 처치를 하는 치료법)이 치료의 중심이 되다 보니 아무리 오래 치료를 해도 완치되지 않는 병이 많다.

코넬 대학교 의과대학 교수이자 내과 의사인 에릭 카셀은 "항생제를 제외하고는 어떠한 환상적인 치료법도 질병의 원인에 직접 작용하지 않는다"고 말한다. 현대의학의 치료법이 근본적인 치유와는 거리가 멀다는 말이다. 더불어 병원균이 문제가 되는 경우라고 해도, 그 병원균의 존재가 발병의 모든 원인이 아님을 이렇게 설명한다. "결핵균을 결핵의 원인으로 보는 것은 소박한 해석에 지나지 않는다. 이는 '필요조건'이기는 하지만 '충분조건'은 아니다." 결핵 발병에서 결핵균은 하나의 기여 요인일 뿐이라는 지적이다. 현대의학이 발병의 원인으로 보는 병원균보다는 인체의 면역력에 더 관심을 기울이는 자연의학의 질병관과 일맥상통하는 말일 것이다.

증상 완화에만 급급한 근시안적 치료

오늘날 대부분의 만성질환 치료는 대증요법이 중심이 되고 있다. 그런데 우리가 고통을 호소하는 증상들은 사실 인체의 치유 작용인 경우가 많다. 우리 몸에 이상이 생길 때 그 이상을 바로잡으려는 면역계의 대응 반응이 증상으로 나타나는 것이다.

따라서 어떤 증상이 나타난다면 인체 이상에 대해 우리 몸이 제대로 대응하고 있다고 보아야 한다. 병의 증상이란 대부분 그 자체가 나쁜 것은 아니라는 말이다. 증상이 어디서 나타나느냐에 따라 병명이 붙게 되고, 인체에 이상이 있음을 비로소 알게 되므로 경고용 램프와 같은 역할을 하는 것이다.

증상으로 흔히 나타나는 발열, 통증, 구토, 설사 등의 증상은 몸 전체로 볼 때 병이라기보다는 오히려 치유 과정이다. 발열은 대체로 체내 온도를 높여 병원균을 죽이거나 과잉 에너지를 소비하기 위한 것이다. 설사와 구토는 나쁜 음식을 먹었을 때 그로 인한 독소를 빨리 몸 밖으로 배출하여 몸을 지키려는 현상이다. 몸에 해로운 것이 아니라, 건강을 회복하기 위한 자연 치유 작용인 것이다. 이렇듯 질병의 증상은 우리에게 위험을 경고하는 동시에 그 자체가 곧 치유 작용인 경우가 많다.

질병으로 나타나는 통증이나 발열, 가려움, 설사 등의 증상이 치유 과정에서 생기는 반응이라고 해도 당장 환자에게는 고통이다. 그래서 환자나 의사 모두 이런 치유 반응을 '골칫거리'나 '제거 대상'으로만 여긴다. 증상을 억누르는 대증요법이 널리 시행되고 있는 이유가 이 때문이다.

증상에 대한 이해가 부족한 환자들은 불쾌한 증상이 가라앉으면 대부분 치료가 되었다고 착각한다. 게다가 효능이 강력한 증상 완화제가 속속 등장하면서 대증요법을 더욱 부추기고 있다. 증상을 철저하게 억제하는 강력한 대증요법이 더욱 성행하게 된 것이다.

증상을 억누르면 당장은 편할지 몰라도, 치유 작용을 억제당한 몸은 근본적인 치유의 기회를 잃게 된다. 결국 병은 더 악화되고 계속 약을 먹어야 하는 악순환이 반복되는 것이다. 치유 작용이 계속 억제당하면, 나중에는 면역력을 완전히 잃게 되어 큰 병에 무방비로 노출되는 결과를 낳기도 한다.

증상 완화제는 완치요법이 아니기 때문에 평생 먹을 수밖에 없다. 예를 들면 고혈압, 고지혈증, 심장병, 중풍, 당뇨병, 아토피 및 알레르기 질환 등의 경우 '대증요법' 중심의 치료를 하다 보면 장기간 약물을 복용해야 하는데 이로 인해 부작용이 생기고 심지어 새로운 병을 부추긴다. 증상 완화제의 장기 복용은 몸 전체의 균형을 깨고 면역력을 약화시켜 더 심각한 병을 키우는 환경을 만드는 것이다.

그렇다고 모든 대증요법을 부정하는 것은 아니다. 급성질환으로 증상이 심할 때는 당장 증상을 억누르지 않으면 안 되는 경우도 있다. 그러니 오늘날 급증하고 있는 대부분의 만성질환은 증상만 억누르는 과잉 대증요법이 문제를 더욱 악화시키고 있다.

부작용 천국을 만든 약물요법

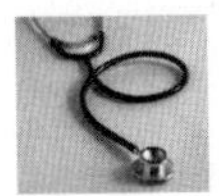

약이란 본래 질병을 치유 예방하는 데 쓰는 인간에게 유용한 물질이다. 현대의학에서 쓰이는 화학 합성 의약품이 등장한 것은 19세기부터이다. 그전까지는 가공하지 않은 생약 자체를 약으로 쓰다가 과학이 발달하면서 특정한 유효 성분만을 추출해 약을 만들게 되었다. 이후 현대의약은 발전을 거듭해왔고, 약의 종류도 무수히 많아졌다. 현재 국내에서 유통되는 의약품은 대략 2만 8000여 종(2006년 기준)이다. 세계보건기구(WHO)가 간행한 필수 의약품 목록에 실려 있는 효능 물질의 종류가 수백 종인 데 비해, 엄청나게 많은 약이 유통되고 있는 셈이다.

약은 '양날의 칼'처럼 유용성과 위험성을 동시에 갖고 있다. '질병을 치유하는' 본래 역할대로 약이 인류에게 준 가장 큰 혜택은 전염병의 공포에서 어느 정도 벗어나게 해준 것이다. 약의 발전에 힘입어 현대의학은 세균이 인체에 침입해 일으키는 감염성 질환에서 큰 성과를 낳았다. 현대의학의 발달사에서 약이 차지하는 역할이

커지면서 '병은 약으로 고친다'는 정형화된 의료 패턴이 뿌리내리게 되었다. 그러나 역설적이게도 오늘날 '약으로 오히려 병을 얻는' 약원병(藥原病)을 부추기고 있다. 약에 대한 의존도가 높아지면서 인간의 자연치유력은 약화되었고, 약물 남용의 결과 공포의 내성균이 등장해 생명을 위협하는 등 갖가지 심각한 부작용을 낳고 있다.

약품 천국의 신화가 본격적으로 무너지기 시작한 것은 약에 내성을 가진 병원균이 나타나면서부터이다. 최초의 항생제인 페니실린의 효과는 실로 기적에 가까웠다. 개발 당시 마치 만병통치약처럼 쓰였다. 페니실린 이후 연쇄상구균, 폐렴구균, 임균, 매독균, 결핵균 등에 쓰이는 여러 항생제가 화학적으로 합성돼 개발되었다. 그러나 세균이 내성, 즉 항생제에 견디는 힘을 갖고 더 강해지면서 새로운 문제를 낳았다. 1941년, 환자에게 처음 페니실린을 투여한 이듬해부터 페니실린에 내성을 보이는 세균이 등장했다. 이들 세균은 포도상구균으로 밝혀졌으며, 단순히 내성을 보이는 수준을 넘어 병원에서 자주 검출되었고, 환자와 병원 직원이 감염되기 시작했다. 1946년에는 페니실린에 내성을 가진 임질균이 출현해 빠르게 번지기 시작했고, 1980년대에 이르러서는 인체가 감당하기 힘든 고농도의 항생제 용량에도 효과가 없는 내성균이 등장했다.

1994년 미국과 영국에서는 항생물질을 먹고 증식하는 슈퍼 바이러스까지 발견되었다. 당시 해당 균이 크게 번식하지 않아 다행히 큰 문제는 없었지만, 항생제에 의존하는 우리 사회의 미래가 얼마나 위험한지를 경고한 것이다.

항생제 남용으로 무서운 내성균 등장

세균이 항생제에 내성을 갖게 되면 더욱 강력한 항생제가 개발되었고, 또다시 그보다 더 막강한 세균이 등장하는 악순환은 계속되었다. 현대의학이 이룩한 가장 극적인 업적인 항생제는 이제 역설적으로 현대의학의 문제점을 가장 잘 보여주는 사례가 되었다.

병원균을 제압하기는커녕 중이염, 비염, 기관지염, 폐렴 등 비교적 가벼운 질환에조차 계속 강력한 내성균이 등장하면서, 오늘날 감염증은 꾸준히 늘고 있다. 이전까지 치료가 가능한 것으로 여겼던 가벼운 감염성 질환으로 사망에 이르는 이들이 생기면서 인류는 새로운 전염병 시대를 맞고 있다.

항생제의 남용은 인체에 이로운 균까지 없애 몸의 균형을 깨는 부작용도 낳았다. 항생제가 이로운 상재균마저 없애버리면 병원균의 침입이 쉬워지므로 여러 가지 병에 걸릴 가능성도 높아진다.

인간은 아득히 오랜 세월동안 병원균을 포함해 수많은 미생물과 함께 살아왔다. 그러나 공존의 원리를 무시하고, 투쟁의 원리로 펼친 공격적인 치료가 항생제 내성균을 등장시켰다.

우리나라는 약품 공해의 현실을 단적으로 보여주는 항생제 내성도가 세계에서 가장 높다. 건강보험심사평가원의 2005년 조사 결과에 따르면, 우리나라 병원의 항생제 처방률은 59.2%로 세계에서 항생제를 가장 많이 쓰는 것으로 나타났다. 항생제 내성률도 80년대 10%에서 20년 동안 7~8배로 급증해, 항생제를 써도 70~80%는 효과가 없는 것으로 조사되었다.

특히 세균을 대상으로 하는 항생제는 바이러스로 감염되는 감기에는 효과가 없는데도, 단순 감기에도 항생제를 과다 처방해 사회적 문제가 되기도 했다. 항생제 남용의 심각성을 뒤늦게 깨달은 보건 당국은 전국 의료기관의 항생제 처방률을 공개하고 나섰고, 다행히 그 사용량이 줄고 있다.

항생제 외에도 모든 약물은 기본적으로 우리 몸의 자연치유력을 약화시킨다. '면역력', '저항력' 등으로 불리기도 하는 자연치유력은 우리 몸이 스스로 병을 이겨 내는 힘을 말한다. 그러나 약에 의존하다 보면 그 기능을 완전히 잃게 된다. 약을 굳이 먹지 않아도 나을 병에도 약부터 찾는 사람들에 의해 우리 몸의 치유력은 점점 약해지고 있다. 치유력은 활동할 기회를 주지 않으면 약화된다. 또한 인체의 이상을 바로잡기 위한 치유 과정에서 나타나는 증상, 즉 발열이나 발한, 통증, 가려움, 설사 등을 약으로 억제하다 보면 면역 시스템을 혼란에 빠뜨린다.

약을 자주 복용하는 이들이 그렇지 않은 이들보다 각종 질병에 쉽게 걸린다는 사실은 많은 연구 결과를 통해서도 밝혀지고 있다. 지난 수십 년 동안 간염, 알레르기, 류머티즘성 관절염 등이 급격히 늘어난 것은 약물 남용으로 면역기능이 이상을 일으켰기 때문이라고 의학자들은 지적한다.

부작용 없는 약은 없다

약은 '야누스의 두 얼굴'처럼 유용성과 위험성을 동시에 갖고 있다. 약이 우리 몸에서 약효를 낸다는 것은 기본적으로 독(毒) 작용이 있다는 말이다. 그래서 '약은 곧 독이기도 하다'는 말이 나오는 것이다. 예컨대 약으로 쓰는 어떤 물질에 치료 작용이 있으면 그에 상응하는 부작용이 있는 것이 약의 속성이다. 세상에 부작용이 없는 약은 없다는 뜻이다.

약으로 인한 부작용 피해는 약의 역사와 함께 시작되었다고 해도 과언이 아니다. 1928년 '트로트라스트'라는 방사선 조영제가 장이나 비장, 림프절의 방사선 촬영에 처음으로 사용되었다. 이 약물은 19년 후에 적은 양으로도 암을 일으킨다는 사실이 밝혀져 세상을 놀라게 했다. 1937년 항생제 '설파닐아마이드'는 부작용으로 신부전증을 일으켜 100명 이상의 사망자를 냈고, 1950년대 항생제 '클로람페니콜'은 재생 불량성 빈혈을 일으켰다. 또 1962년 고지혈증 치료제 '트리파라놀'은 백내장을 비롯한 갖가지 부작용을 일으켰다. 1957년 독일에서 개발되어 임산부의 입덧 진정제로 사용된 '탈리도마이드'는 1950~60년대 세계 48개국에서 1만여 명의 기형아를 출산시키면서 인류 역사상 가장 악명을 떨친 약물이다. 혈액순환 억제 기능이 있는 이 약물을 복용한 임산부들이 팔다리가 짧거나 없는 기형아를 출산해 사용을 금지한 공포의 약물이다. 이 충격적인 사건을 계기로 의학계는 약물 부작용에 대해 본격적인 관심을 갖게 되었다.

그동안 알려진 약의 대표적인 부작용 사례는 항생제의 시초인 페니실린 과민 반응으로 인한 쇼크사, 여성 호르몬제에 의한 암, 스테로이드제에 의한 부신 기능 저하와 쿠싱증후군, 항생제에 의한 강력한 내성균의 등장, 진통제에 의한 위장 자극과 혈액순환 장애, 위산 분비 억제제에 의한 노화 촉진, 혈압약에 의한 성기능 장애, 당뇨약에 의한 지질 축적과 동맥경화, 항암제에 의한 면역 기능 저하와 발암, 신경안정제에 의한 심각한 약물 중독, 심장 관상 동맥 확장제에 의한 간 이상과 백혈구 증대, 교감신경 억제제의 일종인 레셀핀계 강압제에 의한 유방암, 심부전 치료약인 디기탈리스 배당체에 의한 시각장애, 마취제 할로탄과 결핵약 아이소나이아지드에 의한 간 이상, 고지혈증 치료제에 의한 근육 약화 등 이루 헤아릴 수 없이 많다.

오늘날 꿈의 신약이라 불리며 등장한 첨단 신약 역시 부작용 피해를 낳고 있다. 2004년 머크사의 관절염 치료제 '바이옥스'를 복용한 2만 7000여 명이 심장질환을 일으켜 일부가 사망한 것으로 추정된다고 미국식품의약국(FDA)은 발표했다. 1997년 시판된 워너 램버트사의 당뇨병 치료제 '레쥴린'은 당뇨 치료사를 새롭게 쓸 획기적인 신약으로 세계적인 관심을 모았지만, 간과 심장에 치명적인 손상을 입히고 58명의 사망자를 내면서 2000년 퇴출되었다. 한 고혈압 치료제 '포시코르'는 심장 기능을 저하시키는 심각한 부작용을 낳으며 1998년 퇴출되었고, 진통제 '듀랙트'는 간 손상으로 사망자를 내면서 1999년에, 과민성대장증후군 치료제 '로트로넥스'는 대장을 괴사시키는 심각한 부작용으로 2000년에, 위장약 '프레팔시드'는 유아의 위산 역류로 인한 구토증에 사용되어 300명 이상의 사망자를 낸 후 2000년 시장에서 사라졌다.

이 외에도 해열진통제 '설피린'은 쇼크로 인해 최악의 경우 사망에까지 이를 수도 있으며, 알레르기성 비염 환자에게 처방되는 항히스타민제인 '테르페나딘'은 심장부정맥을 일으킬 수 있는 것으로 밝혀져 2004년에 판매가 중지되었다.

최첨단 과학을 동원해 화려하게 등장한 신약의 부작용 사례는 여기서 그치지 않는다. 우울증을 치료하는 획기적인 신약으로 해피메이커 시대를 연 약물 가운데 하나인 화이자의 항우울제 '졸로프트'를 복용해온 소년이 잠자던 조부모를 총으로 살해하는 끔찍한 사건이 벌어졌다. 그 후 미국과 영국의 보건 당국은 '졸로프트'를 비롯한 선택적 세로토닌 재흡수 억제제(SSRI) 계열 항우울제가 폭력성을 증가시키고 자살을 부추긴다는 연구 결과를 내놓았다. 전 세계적인 관심을 모았던 발기부전 치료제 비아그라도 심장이 약한 사람의 경우 사망에까지 이르게 할 수 있는 부작용이 있다는 사실이 뒤늦게 밝혀졌으며, 시판 7개월 만에 미국에서 130명의 사망자를 내는 피해를 낳았다.

제약회사들은 임상시험을 거치고 관련 기관에 승인을 받은 후 신약을 시판한다. 그런데도 시판 후에 다양한 부작용이 드러나는 것은 임상시험의 한계 때문이다. 신약의 임상시험은 건강한 사람이나 해당 질병 외에는 전혀 문제가 없는 비교적 건강한 사람을 대상으로 한다. 그러나 실제 약을 복용하는 이들은 임상시험에 참가한 이들보다 건강하지 못한 경우가 대부분이다. 그로 인해 약이 시판된 후에 어린이나 노인, 임산부, 여러 질병을 갖고 있는 만성 질환자들에게 치명적인 부작용이 나타나는 것이다.

신약의 평가기간이 충분하지 않다는 것도 문제이다. 1992년 '전문 의약품 허가 신청자 비용 부담법(PDUFA)'이 통과되면서 초스피드로 신약이 승인되고 있다. 암이나 에이즈처럼 생명을 위협하는 질병의 경우 신약의 평가기간이 길어서 그 혜택을 받지 못하는 환자들이 있다는 여론과 제약사들의 끈질긴 로비로 인해 미국 의회는 이 법안을 통과시켰고, 신속하게 신약을 평가하기 위해 필요한 인력과 재원을 제약회사가 부담하는 '신청자 비용'을 청구할 수 있게 했다. 겉으로 보기에는 효율성을 강화한 합리적인 법안처럼 보이지만, 미국식품의약국의 고유 기능을 흔드는 심각한 문제점을 낳았다. 미국식품의약국이 통제하고 감시해야 할 제약회사로부터 경제적인 지원을 받아 신약을 평가한다는 것은, 이 기관의 독립성과 객관성을 축소시키는 결과를 낳은 것이다. 이때부터 미국식품의약국은 사실상 그 권위를 잃게 되었다.

평생 약을 달고 사는 만성질환자가 급증한 것도 약의 부작용이 더 커지는 이유 가운데 하나이다. 위험성을 감안해 매우 신중하게 사용해야 하는 약을 너무 쉽게 쓰고, 만성질환의 증상 완화를 위해 끊임없이 이용하면서 부작용 천국을 더욱 부채질하고 있다. 어떤 약도 장기간 먹는 것은 위험하다. 오래 먹어야 하는 약이라고 더 오랜 기간 임상시험을 하지는 않기 때문에, 장기 복용 의약품은 대개 임상시험 단계에서부터 안전성이 결여되어 있다고 봐야 한다. 우리가 복용한 약 성분이 100% 몸 밖으로 배출되는 것은 아니다. 아무리 안전한 약이라고 해도 장기간 또는 과다 복용하면 체내에 쌓이고, 시간이 흐르면서 예기치 못한 부작용이 나타날 수 있다.

약물의 장기 복용은 특히 간을 훼손시킨다. 복용한 약물을 체내에서 대사 처리하는 기관은 간이다. 우리 몸의 화학공장이자 해독공장의 역할을 하는 간을 장기간에 걸쳐 혹사시킨다면 당연히 약해질 수밖에 없다. 만성질환으로 증상 완화제를 달고 사는 이들에게 약물 부작용은 예견된 비극이나 다름없는 셈이다.

오늘날 병원에서는 약을 처방할 때 여러 가지 약을 함께 사용하는 '다제 병용 요법'을 주로 쓴다. 단순한 고혈압의 경우에도 몇 가지 약을 같이 쓴다. 치료 효과를 보강하기 위한 이유도 있고, 처방하는 약으로 생길 수 있는 부작용을 막기 위해 또 다른 약을 쓰기도 한다. 이를테면 통증 완화를 위해 처방하는 진통제가 위장장애를 일으킬 수 있는 경우, 속 쓰림을 억제하는 제산제를 함께 처방한다. 한 가지 약물의 부작용을 막기 위해 또 다른 부작용 위험이 있는 약을 같이 쓰면서 약해(藥害)의 위험성은 더욱 커지고 있다.

오늘날 넘쳐 나는 의약품 광고도 약의 부작용을 부채질한다. 일반의약품의 경우는 소비자가 약품 광고만 믿고 쉽게 현혹되는 경우가 많다. 광고를 보고 있으면 마치 그 약을 먹으면 바로 활력이 샘솟고, 감기가 뚝 떨어지고, 통증도 씻은 듯이 사라질 것처럼 보인다. 이런 무분별한 광고가 약을 함부로 사용하게 만든다. 그러나 의약품 광고는 해당 약품의 효능만을 강조하고 부작용에 대한 언급은 전혀 없다. 그래서 부작용의 위험성이 없는 안전한 약이라고 착각하게 만든다. 질병을 쉽게 해결해줄 것처럼 말하는 의약품 광고는 단지 약을 많이 팔기 위해 만든 제약회사의 마케팅 전략일 뿐이다. 약품 광고를 현명하게 수용하는 지혜가 필요하다.

미국의 세 번째 사망 원인, 약물 부작용

2004년 페닐프로판올아민(PPA) 성분이 함유된 감기약을 복용한 직후 출혈성 중풍을 일으켜 사망하거나, 반신마비, 언어장애 등 각종 후유증에 시달린 20여 명의 피해자가 알려져 사회적 파장을 일으켰다. 식품의약품안전청은 2004년 8월부터 출혈성 뇌졸중을 야기할 수 있는 페닐프로판올아민 성분이 함유된 75개 업체의 감기약 167종에 대해 사용을 전면 중지했다. 흔히 먹는 감기약으로 인한 사망 사건이라 충격이 만만치 않았다. 약은 사람의 생명을 좌우하는 만큼 그 유해성에 대한 의문이 제기되면 당장 사용을 중단하고, 해당 약물에 대한 부작용 검사를 철저히 실시해야 한다. 우리나라에서 사망자까지 낸 페닐프로판올아민 성분의 감기약은 이미 미국에서는 사용이 중단된 약물이었다. 부작용이 알려진 약물에 대해 발 빠르게 대처했다면, 그와 같은 피해는 없었을 것이다.

약해의 심각성을 극명하게 말해주는 부작용 가운데 하나가 '스티븐스-존슨 증후군(피부점막안 증후군)'과 '독성 표피 괴사 융해증(TEN)'이다. 드물기는 하지만, 감기약이나 위장약 등 우리가 흔히 이용하는 약을 복용한 후 온몸의 피부나 점막에 화상을 입은 듯한 증상이 생기거나, 실명하거나 심지어 사망까지 하는 부작용을 일컫는 말이다. 일본 후생노동성의 발표로는 해마다 약 300건의 피해 사례 보고가 있다고 한다. 증상이 발생할 확률은 20만 명 가운데 1명꼴이지만, 사망률은 약 30%에 이르는 무서운 부작용이다. 이 증후군을 일으킬 수 있는 약은 감기약, 위장약, 병원에서 처방된 항생물질, 정신안정제, 통풍 치료제, 고혈압 치료제, 녹내장 치료제 등 1000종 이상이다. 아직까지 그 증상이 발생하는 메커니즘이 정확히 밝혀지지 않았기 때문에 치료법도 없는 실정이다.

미국인의 주요 사망 원인을 보면 심장병, 암, 뇌졸중 다음으로 약물 부작용으로 인한 사망자가 높게 나타나고 있고, 이 수치는 교통사고로 인한 사망자보다 높은 것이다. 미국 외에도 선진국의 경우 대체로 의약품 부작용이 주요 사망 원인인 것으로 나타나고 있다. 우리나라는 통계 자료가 없어 제대로 알 수는 없지만, 유달리 약을 좋아하는 국민성을 감안할 때 약물 부작용의 폐해는 아마 더 심각할 것이다.

오늘날 우리가 흔히 쓰는 약물 가운데 부작용 폐해가 많은 것으로는 부신피질호르몬제(스테로이드제), 항생제, 해열진통소염제, 항히스타민제, 항암제 등을 들 수 있다. 한양대학교 약리학교실 신인철 교수의 2003년 발표에 따르면 항생제, 항암제, 항응고제, 심혈관계 치료제, 항경련제, 당뇨병 치료제, 고혈압 치료제, 진통제, 천식 치료제, 진정수면제, 항우울제, 정신병 치료제, 소화성궤양 치료제 등의 순으로 부작용 빈도가 높다. 유해 작용의 구체적인 예로는 골수 기능 억제, 출혈, 중추신경계 손상, 알레르기성 피부 반응 등으로 나타났고 노인, 유아, 중증 신장질환자나 간질환자, 복합적인 수술을 받은 환자들이 부작용을 많이 겪는 것으로 나타났다.

약을 먹고 바로 부작용이 나타난다면 약에 대한 두려움과 경계심을 갖게 될 것이다. 그러나 대부분의 약해는 바로 나타나지 않고 서서히 드러나며, 병이 악화되어 나타나는 증상과 구별하기도 어렵다. 상황이 이렇다 보니 감기약, 진통제, 위장약 등 우리가 쉽게 먹는 약으로 인해 훗날 새로운 병을, 더 심각한 병을 얻을 수 있나는 사실을 인식하지 못하는 것이다. 약을 먹는 사람은 누구나 부작용이 발생할 위험성이 있으며, 그 어떤 약도 예외일 수 없다.

공격적이고 근시안적인 수술

수술이 응급 상황에 처해 있는 많은 이들의 생명을 구하고, 현대의학을 주류 의학으로 우뚝 서게 한 원동력이 되어 온 것은 사실이다. 그러나 불필요한 수술의 남용으로 인체의 자연치유력을 약화시키고, 부작용을 낳은 것도 부인할 수 없다. 현대의학사에는 깊은 상처만 남기고 사라진 많은 수술이 있다. 악명 높은 전두엽 절제 수술이 그 대표적인 예이다. 뇌혈관을 영상화할 수 있는 기술을 개발한 포르투갈의 신경외과 전문의 에가스 모니츠(Antonio Egas Moniz)는 1936년 전두엽과 감정조절 중추와의 연결을 절단하는 수술 방법을 개발했다. 이 방법은 정신병이나 정신지체 장애자를 바로 진정시키는 놀랍도록 간단한 수술이었다. 많은 정신질환자들이 전두엽 절제 수술을 받았고, 모니츠는 1949년 노벨 생리의학상을 받는 영광을 안기도 했다.

그러나 1950년대 들어서 전두엽 절제 수술을 받은 환자들의 삶이 정신적으로 심하게 손상되었다는 연구 결과가 속속 나오면서,

환자를 진정시키기 위해 그런 손상을 입히는 것은 정당화될 수 없다는 결론을 얻게 된다. '전두엽 절제'라는 말이 황폐화된 지능과 자아 상실을 뜻하는 말이 된 것이다. 미국 병원에서만 연간 수천 건에 이르던 전두엽 절제 수술은 그 후 완전히 자취를 감추었다.

우리 몸에서 수술로 제거해도 좋을 만큼 불필요한 곳은 없다. 흔히 편도선과 맹장은 없어도 되는 기관이라고 알고 있다. 그러나 우리 몸에서 온전히 필요 없는 기관은 존재하지 않는다.

편도선은 목을 통해 들어오는 박테리아나 바이러스 등을 걸러주고 감염에 맞서 싸우는 항체를 만드는 방어체계의 하나이다. 체내로 들어오는 바이러스를 막는 과정에서 편도선이 붓고 열이 나며, 감기에 걸리면 부기가 오래 가기도 한다. 바이러스에 맞서 싸우는 과정에서 나타나는 증상인 셈이다. 이런 편도선을 제거하면 편도선이 붓고 열이 나는 일은 없겠지만, 바이러스나 세균이 체내로 쉽게 들어와, 결국 더 큰 병에 노출된다. 중이염에 걸릴 가능성이 커지고, 더 심각한 병으로 발전하기도 한다.

1930년 뉴욕에 거주하는 학생 1000명을 대상으로 한 조사에 따르면, 당시 11세 된 아동의 60%가 편도선 제거 수술을 받았다고 한다. 그러나 우리 몸에서 편도선의 중요한 역할이 알려진 후로 편도선 제거 수술은 주춤해졌다. 과거 맹장을 '퇴화된 쓸모없는 기관'으로만 인식했던 의료계는 맹장에 조금만 문제가 생겨도 잘라내는 수술을 서슴지 않았고, 그로 인해 많은 부작용을 낳았다.

1975년 미국에서는 78만 4000건의 맹장 수술이 시행되었고, 그 가운데 3000명이 수술 도중 사망했다고 한다. 수술 기록을 보면 대부분 맹장 파열로 복막염이 될 위험성을 막기 위해 한 응급 수술이라고 기록되어 있다. 그러나 제거한 맹장을 병리학 연구소에서 검사한 결과 4분의 1이 건강한 상태였다고 한다.

불과 10년 전에는 담낭 절제 수술도 흔히 하는 수술이었다. 보통 '쓸개'라고 부르는 담낭은 지방의 소화를 돕는 소화액인 담즙을 저장하는, 인체에서 중요한 기관이다. 그런데 담낭에 결석이 생기면 증상이 있든 없든 무조건 잘라 내는 것을 원칙으로 삼았다. 그러나 그 원칙은 변했다. 요즘은 담낭결석이라는 진단을 받아도 제거하지 않는다. 당시 담낭을 제거한 환자는 수술 후 지방을 제대로 소화하지 못해서 또 다른 문제에 시달리고 있다.

인스턴트 의학이라고 불리는 기관 절제 수술이 이런저런 문제를 일으키자, 최근 의학계는 가능한 한 병든 기관을 보존하면서 치료를 하자는 방향으로 전환하고 있다. 그러나 인체의 전체성에 대한 인식 부족으로 공격적인 치료는 여전한 실정이다. 요즘도 흔히 하고 있는 자궁 적출 수술이 그 대표적인 예이다. 1979년 미국에서는 한 해에 69만 건의 자궁 적출 수술이 시행되었는데, 그 가운데 의학적으로 꼭 필요하다고 볼 수 있는 수술은 5분의 1 정도였다고 한다. 당시 미국의학협회 부회장인 제임스 새먼스는 자궁 적출술의 증가는 여성들에게 '간편한 불임법'이며, 또한 장래에 발생할 수 있는 자궁암의 가능성을 미리 없애기 위한 예방적 차원의 선택이었다고 말했다.

미국의 소아과 전문의이자 저명한 의학 저술가인 로버트 멘델존(Robert S. Mendelsohn)은 제대로 된 정보를 전하지 않은 의료계의 상업주의를 통렬히 비판했다. '자궁암으로 죽을 확률보다는 자궁적출술을 받다가 죽을 확률이 훨씬 더 높았던' 당시의 상황 속에서 그는 "질병 자체보다 현대의학이 행하는 치료가 훨씬 더 위험하다"고 설파하기도 했다.

아무리 의학이 발달해도 절대적으로 안전한 수술은 없고, 아무리 간단한 수술도 예기치 못한 위험이 도사리고 있다. 자궁을 들어내는 자궁 적출 수술은 결코 작은 수술이 아니다. 자궁 근종은 자궁막에 생기는 양성 종양, 소위 말하는 물혹으로 중년 여성의 다섯 명 가운데 한 명꼴로 발생하는 흔한 증상이다. 고지방식을 줄이는 등 식생활에 유의하고, 심신의 스트레스를 줄이면 대부분 크게 문제가 되지 않는다. 폐경기가 되어 인체가 자체적으로 생산하는 여성호르몬의 양이 감소하면 자궁 근종도 대개는 성장이 멈추거나 작아지기도 한다.

물론 경우에 따라 악성 종양으로 발전하는 경우도 있다. 그러나 자궁에 생긴 물혹이 암으로 발전할 수 있는 가능성에 대비해 자궁을 들어내는 수술을 한다는 것은 수술 자체의 위험성과 수술 후유증, 그리고 자궁을 들어내고 난 후의 삶 등을 감안한다면, 중년 여성들의 자궁 적출 수술은 재고되어야 한다.

오늘날 암 환자에게 무분별하게 시행되는 림프절 수술도 문제이다. 인체 방어 기능을 하는 림프액을 여과시키는 림프절은 우리 몸의 곳곳에 분포해 있다. 인체의 여러 조직에서 모인 체액은 림프액으로 변해 림프절 속으로 들어간다. 림프절에는 감염균과 암세포를 제거하는 면역계 세포와 항체가 있어 이물질이나 이상 세포를 처리한다. 세계적인 면역학자이자 일본 니가타 대학 의치학 종합연구과 교수인 아보 도오루(安保徹)는 림프절 제거 수술의 위험성을 이렇게 말한다.

"암세포를 림프절에서 쉽게 발견하는 것은 림프절에서 암세포를 처리하기 때문이다. 따라서 림프절에서 암세포가 발견되었다고 해서, 그 림프절을 제거하는 것은 얻는 것보다 잃는 것이 훨씬 많다. 이 방법은 몸의 방어계를 파괴해서 암의 전이를 촉진하는 의료 행위이다. 림프절을 광범위하게 절제해 버리면, 말초 림프액의 흐름을 차단해서 림프 부종을 유발할 수 있다. 유방암이나 자궁암 수술을 받은 뒤, 림프 부종으로 고생하는 것도 바로 이런 이유 때문이다. 림프 부종은 림프액의 흐름이 막혀서 생기는 것으로, 이는 면역계의 활동을 저하시킨다." 림프절 절제 수술이 면역력을 무력화시켜 병을 더 키운다는 지적이다.

절대적으로 안전한 수술은 없다

어떤 수술도 위험이 따른다. 완벽하게 안전한 수술은 없고, 아주 간단한 수술로도 목숨을 잃을 수 있다. 아무리 간단한 수술이라도 몸에 메스를 가하기 때문에 이미 인체의 완전성을 훼손하는 것이다. 그리고 메스로 절제하는 과정에서 우리 몸의 혈관과 신경조직, 세포조직을 자르게 되므로, 순환 기능과 신진대사를 방해해 면역력의 저하를 불러온다. 또한 병든 기관을 떼어 내는 기관 절제 수술의 경우, 그곳과 연결되어 있던 혈관이나 신경조직이 갈 길을 잃게 되어 대개 몸 상태를 완전히 바꾸어놓는다.

수술 과정에서 사용하는 마취제도 위험성을 내포하고 있다. 마취로 인한 쇼크, 경련, 구토에 의한 질식, 심장발작 등을 일으킬 수 있고 호흡기, 심혈관계, 신장, 뇌의 기능을 저해할 수 있다. 마취가 직간접적인 원인이 되어 사망하는 경우도 있다. 마지막으로 문제가 되는 것이 수술 후유증이다. 수술 후 즉각적으로 나타나는 위험 말고도 그 수술이 평생 건강에 문제를 일으킬 수 있다. 수술 합병증으로 인체 일부의 영구적인 손상이나 사망까지도 초래할 수 있으며, 폐렴, 응혈, 쇼크, 감염, 출혈 등의 합병증이 나타날 수도 있다. 허리 수술을 예로 들어보자. 허리 수술(디스크 수술) 후 마비가 오거나, 제대로 걷지 못하거나, 대소변도 가리지 못하게 되는 경우가 의외로 많다.

한국소비자보호원이 2004년에 발표한 '척추 수술 관련 소비자 피해 실태조사'에 따르면 1999년부터 2003년까지 접수된 척추 질환 관련 소비자 피해구제 건수 187건 가운데 수술 관련 피해 사례가 164건으로 전체의 87.7%를 차지했다. 이 가운데 척추 수술 부작용으로 2차 치료나 수술을 받은 이후에도 증상이 악화되어 마비 등의 장애가 남은 경우가 89건(54.2%)에 달했으며, 심지어 사망한 경우도 8건(4.9%)으로 집계되었다. 질환별로는 통상 디스크로 알려진 추간판탈출증이 50.5%, 그 다음으로 척추관협착증, 척추만곡증, 골절 등의 순이었다.

의사는 당장의 의학적 처치를 중시하기 때문에 환자의 편안함과 미래의 안녕까지 고려하지 않는 경우가 대부분이고, 수술 자체가 목적이 되어 버리는 경우도 많다. 그러나 수술에 성공을 해도 회복 상태가 순조롭지 못하거나, 수술이 원인이 되어 합병증을 일으키거나, 후유증에 시달리는 등 수술 이후의 삶의 질에 문제가 되는 경우가 많다는 사실을 알아야 한다. 수술 이후의 삶이 질병 자체보다 더 나쁠 수도 있으므로 수술을 결정할 때는 신중해야 한다.

사회문제가 된 의원병

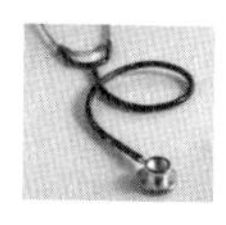

오늘날 심각성을 더해 가는 의원병(醫原病)이란 의료 행위를 통해 얻는 모든 질병을 일컫는 말이다. 의료 현장에서 발생하는 과오로 의료사고의 범주에 속하는 의원병은 예방 접종 및 투약 과실, 수술 과실, 관리 소홀 등 병을 치료하다가 오히려 새로운 병을 얻는 것을 말한다. 우후죽순처럼 생겨나는 병원, 홍수처럼 쏟아지는 각종 의약품, 상업주의의 의료 관행 속에서 우리는 의원병에 휘둘리고 있다.

1994년 하버드 대학 의원성 장애 연구 그룹은, 미국의 전 병원에서 해마다 18만 명의 환자가 의료사고로 사망하고 있다고 발표했다. 미국의 병원 정보 제공회사인 헬스그레이드의 조사에 따르면, 2000년부터 2002년까지 미국에서 의료사고로 인한 사망자는 약 60만 명이며, 매년 평균 19만 5000명이 의료사고로 사망하고 있다고 밝혔다. 선진 외국의 사례를 종합하면, 대체로 오늘날 큰 비중을 차지하고 있는 교통사고보다 의료사고로 인한 사망자가 많은 것으로 분석되고 있어, 현대 사회에서 의료사고가 얼마나 심각한지를 알 수 있다.

우리나라는 의원병을 비롯한 의료사고에 대한 전문적인 통계 자료가 없어 실태 파악조차 어려운 실정이다. 2001년 발표된 울산대 의대 예방의학교실 이상일 교수의 논문「의료의 질과 위험관리」에 따르면, 우리나라에서 해마다 의료 과실로 숨지는 환자는 4500~1만 명에 이를 것이라고 한다. 이것은 미국의 의료사고 사망자 추정 모델을 적용해 산출한 추정치로, 국내의 의료 현실을 감안한다면 이보다 훨씬 높을 것이라는 것이 학자들의 분석이다. 우리나라의 의료사고 관련 소송은 1992년 82건에서 2002년 882건으로 10배 이상 급증했다. 부산지방법원 황종국 판사는 몇 년간 의료사건 전담 재판부의 재판장으로 일하면서, 우리 사회의 심각한 의료사고 현실에 눈뜰 수 있었다고 한다. 그는 저서를 통해 의료사고의 유형을 다음과 같이 전하고 있다.

■ 검사 사고

- 직장 검사를 실시한 후 양다리가 마비
- 조영제를 투입한 뇌혈관 촬영 후 망막 중심 동맥 폐색증으로 오른쪽 눈 실명
- 종합검사를 받으면서 담낭 검사를 위해 '비로푸틴'이라는 담낭관 조영제를 복용한 후 다음 날 사망

• 담석증이 의심되어 역행성 췌담관 조영검사(ERCP)를 하던 중 의사의 과실로 십이지장 천공이 발생해 급성 범발성 후복막염으로 사망
• 대장암 환자가 컴퓨터단층촬영(CT)을 위해 가스트로그라핀을 복용하고 '레이비스트300'이라는 이온성 조영제 50cc를 주사한 후 조영제 과민 쇼크로 사망
• 기관지 내시경 검사를 하던 중 예상치 않은 종양이 발견되자 의사의 독단적인 결정으로 바로 종양의 조직을 채취하다가 종양이 파열되면서 대량 출혈로 사망

■ **약물 사고**

• 1세 유아가 인플루엔자 백신 예방접종을 받고 다음 날 사망
• 10세 소아가 인플루엔자 백신 예방접종을 받고 고열과 뇌염으로 사망
• 항진균성 약인 니조랄에 부작용 반응이 나타났음에도 계속 투여해 심장마비로 사망
• 좌복벽 결핵 환자에게 3개월에 걸쳐 29개의 스트렙토마이신을 주사해 청력장애 발생
• 광견병이 없는 개에 물린 환사에게 광견병 예방 백신주사를 계속 놓아 그 부작용으로 뇌척수염 발생
• 평소 건강한 청년으로 갑작스런 요통이 발생해 동네 의원에서

좌골 신경통이라는 진단을 받고 주사를 몇 대 맞은 후 사지가 점점 마비됨. 바로 종합병원 응급실로 가서 주사를 더 맞았으나 호흡이 곤란해지고 혈압이 떨어져 2시간 만에 사망

- 축농증 약물 치료를 계속하다 사망. 축농증 환자는 대개 '네뷰라이저'라는 분무치료를 받는데, 스트렙토마이신을 포함하는 분무 용액 치료를 지속적으로 받는 동안 과민증을 의심할 만한 증상이 나타났음에도 무시하고 치료를 계속하다가 사망

■ 수술 사고

- 심장질환자를 정밀 검사도 없이 전신마취해서 사망
- 수련기간이 2주에 불과한 인턴에게 마취를 맡겨 환자가 치매 발생
- 어린이가 간단한 손가락 수술을 하던 중 마취 부작용으로 심장마비와 뇌 손상을 일으켜 성장장애 발생
- 중이염 수술 중 귀의 뼈를 깎다가 미세한 구멍이 생겨 고름이 흘러 들어가 머리 전체에 뇌막염이 생기는 합병증 발생
- 척추측만증 수술 시 금속봉을 과다하게 삽입해 수술 후 바로 하반신 마비
- 갑작스런 복통으로 급성위염 진단을 받고, 진통제와 위염 치료제를 둔부에 근육주사로 맞은 후 하반신 마비 증세로 독립 보행이 불가능

- 섬유조직에 불과한 결절성 덩어리를 종양이라고 오진해서 3회의 적출술을 한 결과, 근 위축, 감각장애, 운동부전 등의 영구 장애 발생
- 관상동맥 이식수술 후 사망. 이 환자는 평소 일상생활에는 큰 지장이 없었던 협심증 환자로 병원에서 정기검진을 받던 중 의사로부터 바로 관상동맥 이식수술을 해야 한다는 말을 들었다. 사망률이 1%인 위험하지 않은 수술이라는 말을 듣고 바로 그 자리에서 결정해 수술을 받다가 위급 상황에 빠져 이틀 뒤 사망. 사망 후 의료소송 과정에서 해당 수술의 통상적인 사망률은 5~10%라는 사실이 밝혀짐.

이외에도 의료진의 실수로 일어나는 의료사고는 많다. 혈액형을 바꾸어 수혈하는 경우, 수술 시 병든 기관이 아닌 다른 기관을 절제하는 경우, 환자 이름이 바뀌어 엉뚱한 수술을 하는 경우, 근육주사제를 혈관에 주사하는 경우, 단순 종양을 악성 종양으로 오진해 수술하는 경우 등 환자의 생명을 위협하는 어이없는 과실이 이어지고 있다.

무덤까지 가는 의사의 과실

어느 집단이나 불성실하고 실력 없는 사람은 있게 마련이다. 게다가 의사들이 과중한 업무와 스트레스에 시달리는 우리의 의료 현실은 실수를 더욱 부추기는 요인이 되고 있다. 큰 문제는 실수를 하고 난 후 의사들이 보이는 비양심적인 태도이다. 자신의 잘못을 은폐하기에 급급하고, 의료계 역시 의료진의 과실을 덮어주거나 침묵으로 일관하고 있다.

실제 입원 치료를 받는 환자 가운데는 갑작스럽게 상태가 악화되거나 사망하는 경우가 있다. 그중에는 약물 부작용 등 의료진의 과실로 인한 경우도 많지만 담당 의사를 포함해 간호사, 병원, 제약회사 측은 '질병 악화' 내지는 '심장마비'라는 말로 포장하는 경우가 대부분이다. 전문적인 지식이 없는 환자와 보호자로서는 의료진의 과실을 정확히 알 수가 없다. 따라서 실제로는 더 많은 피해자들이 의료사고를 겪고도 제대로 모르고 지나갈 것이다.

의료사고 전담 재판장으로 일한 황종국 판사는 이렇게 말한다.

"의사들은 엉터리 치료를 하거나 심각한 부작용이 생겨도 별로 책임을 추궁당하지 않는다. 나는 별로 심각하지 않은 상태에서 병원에 갔다가 의사의 처치를 받고 느닷없이 목숨을 잃거나 병이 악화된 사람들의 하소연을 자주 들었고, 주변에서도 그런 사례를 적잖게 보았다. 의학, 특히 서양의학은 일반인으로서는 그 메커니즘을 이해할 수 없는 영역이기 때문에 피해자들은 아무런 항의도 해보지 못하고 속절없이 당하고 분을 삭이거나 체념하고 만다. 그러나 그러한 경우에 의사들은 과연 얼마나 도덕적 자책을 느끼고 책임을 지는지 궁금하다."

미국의 저명한 소아과 전문의이자 의학 저술가인 로버트 멘델존 역시 "당뇨약을 지나치게 복용해 실명한 경우라고 해도, 실명한 환자가 있는 것은 당뇨병 환자의 생명을 구하고 생명을 연장하는 데 성공했기 때문이라는 말로 의사는 정당화할 것이다. 의사는 자신의 실패를 관 속에 묻는다"고 말한다.

현대의학은 일반인이 접근하기 어려운 막강한 전문성으로 무장하고, 의료 소비자들은 현대의학을 무조건적으로 신봉해왔다. 그 결과 환자는 자신의 생명과 건강을 지키는 주체성을 잃었고, 현실을 제대로 보지 못하는 눈 뜬 장님이 되었다. 의료 소비자들은 이제 인식의 전환이 필요하다. 지금까지 신화의 세계로 군림해온 현대의학을 맹신할 것이 아니라, 그 한계와 문제점을 직시하는 현명한 의료 소비자만이 자신의 건강을 제대로 지킬 수 있다.

병을 부추기는 과잉 치료

작은 의원에서 대형 종합병원에 이르기까지 의료 상업주의는 의료계 전반에 만연해 있다. 대학병원을 예로 들면, 교수나 과장의 능력을 결정하는 절대적인 잣대가 담당과의 총수입이다. 그러다 보니 주임교수나 과장이 의사들에게 고수익이 보장되는 검사 등을 강조하게 된다. 그런 환경 속에서 수련받는 초보 의사들은 과잉 치료를 당연하게 받아들인다. 요즘 의사들은 수련 과정에서부터 의료 상업주의를 교육받고 있는 셈이다.

과잉 치료가 문제가 되는 것은, 지나친 치료로 인해 오히려 병을 키우거나 만들고 있기 때문이다. 자연 치유가 될 수 있는 병에도 약을 처방해 면역력을 떨어뜨리고, 지나친 투약으로 약물 부작용을 일으키고, 또 성급하고 공격적인 수술로 심각한 후유증을 남기기도 한다. 나아가 죽음을 재촉하는 치료가 계속되고 있다.

이런 무서운 현실을 가늠하게 하는 자료가 바로 의료 파업기간 중에 사망률이 감소한다는 보고이다. 1967년 남미 콜롬비아의 수도 보고타(현 산타페데보고타)에서 의사들이 52일 동안 파업에 돌입해 구급 의료 이외에는 일체의 치료를 하지 않았다. 현지의 신문은 파업이 미치는 이상 현상으로 '파업기간 중에 사망률이 35%나 격감했다'고 보도했다. 같은 해 미국의 로스앤젤레스에서도 의사들이 파업을 했다. 당시에도 사망률이 18%나 감소했으며, 파업이 끝나고 의료기기가 다시 가동을 하자 사망률은 파업 이전과 같은 수준으로 돌아갔다. 너무 극단적인 예인지는 모르지만, 과잉 치료로 사람들의 건강이 오히려 위협받고 있는 것은 명백한 사실이다.

의사들은 말한다. 과잉 치료의 책임이 모두 의사에게 있는 것은 아니라고. 약을 원하고, 주사제를 선호하고, 신속한 효과를 원하는 환자들의 요구를 무시할 수는 없다고. 하지만 환자 중심의 치료법을 쓰기보다는, 이익이 더 많이 남고 의사가 편한 치료법을 선택해 환자에게 지금까지 시술해온 것은 의사이고, 그로 인해 그릇된 인식을 갖게 된 것이다. 병을 부추기는 생활습관을 바로잡는 것이 약이나 수술보다 효과적인 치유법이라는 사실은 의사라면 누구나 알고 있다. 그러나 관행과 타성에 젖은 의사들은 여전히 환자를 계속 병원에 오게 하고, 지나치게 많은 검사를 받게 하고, 불필요한 투약과 수술을 일삼고 있다.

없는 병도 만드는 세상

오늘날 의료계는 '없는 병도 만들 만큼' 의료 상업주의가 팽배해 있다. 질병이 생물학적이거나 심리학적인 현상이 아니라, 전적으로 인간에 의해 만들어지고 있다. 관련 집단이 체결한 합의에 기초해 새로운 질병이 탄생하고, 의료계는 질병의 정의를 확장해 수요를 창출해왔다. 혈압, 콜레스테롤 수치 등 질병의 진단 범위를 확대해 환자를 늘여온 것이다.

고혈압을 예로 들어 살펴보자. 일본고혈압학회는 최고 혈압 160mmHg 이상, 최저 혈압 95mmHg 이상이던 고혈압의 진단 기준을, 2000년 최고 혈압 140mmHg 이상, 최저 혈압 90mmHg 이상으로 낮추었다. 그 결과 모든 연령대에서 고혈압 환자의 비율이 2배 이상 증가했다. 이렇듯 진단 기준을 낮춘 결과, 2100만 명의 새로운 고혈압 환자가 생겼으며, 총 3700만 명의 고혈압 환자가 혈압 강하제를 처방받게 되어 제약업계는 엄청난 이익을 얻게 되었다.

독일도 마찬가지이다. 최고 혈압 160mmHg 이상, 최저 혈압 100mmHg 이상을 고혈압으로 보던 진단 기준을 1994년 최고 혈압 140mmHg 이상, 최저 혈압 90mmHg 이상으로 바꾸었다. 그로 인해 하룻밤 사이에 고혈압 환자 수가 세 배나 늘어났다. 전 국민이 고혈압 환자가 된 것이다.

고혈압 진단 기준의 변경은 미국도 마찬가지이다. 주로 미국의 진단 기준을 따르고 있는 우리나라는 현재 최고 혈압 130mmHg 이상, 최저 혈압 85mmHg 이상일 때 고혈압으로 진단을 하고, 최고 혈압 140mmHg 이상, 최저 혈압 90mmHg 이상일 때 약을 처방하는 것을 원칙으로 한다.

사실 혈압 측정은 언제 어디서 하느냐에 따라 변하고, 하루 중에도 수시로 변한다. 그런데도 혈압이 환경과 심리 상태에 따라 변한다는 현실적 상황을 감안하지 않고 현대의학은 환자만 늘리고 있다. 그리고 혈압이 조금 높다는 것을 제외하고는 건강한 이들에게 어김없이 혈압 강하제를 처방하고, 병원에 계속 오게 하고, 평생 혈압약을 먹게 만든다.

혈압약 역시 오늘날 만성질환 치료에 쓰이는 대부분의 약이 그렇듯이 일시적인 효과가 있는 증상 완화제이다. 고혈압 치료제는 대부분 성기능에 악영향을 준다. 발기부전, 성욕 감퇴, 사정장애 등의 성기능 장애를 일으키기도 한다. 이뇨제의 경우 계속 복용할 경우 칼륨 결핍 및 영양 손실을 부추기고 혈액순환 장애, 발기부전, 녹내장, 신부전, 치매, 중풍 등을 일으킬 위험성이 있다.

혈압을 낮추는 데는 성공하더라도 신장 기능이 약화되고, 탈수 현상을 일으켜 혈액의 점성이 높아진다. 이뇨제의 폐해는 인체 곳곳에서 나타난다. 몸에서 수분이 빠져나가면 혈액이 끈적끈적해져 순환장애가 일어나기 때문이다. 이뇨제로 인해 순환장애라는 새로운 병을 얻는 결과를 낳는다. 이뇨제, 베타 차단제 등의 혈압약은 체내에 나쁜 콜레스테롤을 올리고 좋은 콜레스테롤을 내리는 부작용도 있다. 콜레스테롤의 수치에 민감한 환자에게는 고지혈증이나 동맥경화, 심근경색을 부추기기도 한다. 베타 차단제는 무기력, 발기부전, 수면장애, 우울증, 사지 냉감 등의 부작용을 일으킬 수 있다. 특히 당뇨병, 고지혈증, 울혈성 심부전, 천식, 만성 폐질환자가 사용하는 것은 위험하다.

오늘날 고혈압 약 가운데 가장 많이 쓰이는 칼슘 길항제는 말초혈관을 확장시켜 혈압을 내리는 작용을 하지만, 심장의 근력을 약화시킨다. 심장의 근력이 약해지면 혈압은 내려가지만, 심장이 약해지는 희생을 치러야 한다. 그래서 부작용으로 심부전을 일으키기도 하고, 어지럽거나 가슴이 두근거리고 변비, 속 쓰림, 안면 홍조, 발목 부종 등이 나타나기도 한다.

현대의학이 정해놓은 기준치를 적용해 고혈압 환자가 되었다고 해도, 아무런 이상 없이 건강한 이들도 많다. 정작 그들을 괴롭히는 것은 '고혈압 환자'라는 병원의 진단 결과이다. 현대 사회에 만연한 질병 가운데 하나가 바로 '진단이라는 이름의 질병'인지도 모른다.

콜레스테롤 진단 수치의 변경 역시 마찬가지 경우이다. 독일의 경우를 예로 들어보자. 독일 바이에른 주에 사는 10만 명을 대상으로 한 광범위한 연구 결과에 따르면, 혈중 콜레스테롤의 평균 농도가 혈액 1데시리터당 260밀리그램인 것으로 나타났다. 그러나 1990년 의과대학 교수 13명으로 구성된 '국민 콜레스테롤 운동연합'이 등장해 콜레스테롤 한계 수치를 200으로 하향 조정할 것을 제안했고, 그것을 관철시켰다. 이윤 추구에 급급한 의사들의 선고로 말미암아 국민 대다수가 위험 인자를 안고 있는 환자로 돌변했다. 그들이 제시한 자의적인 한계 수치를 기준으로 하자 30~39세 남성의 68%와 여성의 56%가 콜레스테롤 수치가 병적으로 높은 것으로 나타났다. 심지어 50~59세 연령대에서는 남성의 84%, 여성의 93%가 콜레스테롤 수치가 병적으로 높은 것으로 나타났다.

콜레스테롤 수치뿐 아니라 질병의 진단 기준을 엄격하게 적용하면 국민 대다수가 약을 복용해야 하는 질병은 숱하게 많다. 그것을 노리고 제약회사나 관련 단체는 끊임없이 진단 영역을 넓히려는 시도를 계속하고 있다. 콜레스테롤 저하제 역시 오래 먹으면 심각한 부작용이 나타난다. 장기간 복용하면 온몸의 근육이 약화되고, 간기능이 저하되는 부작용을 낳기도 한다. 약물로 인한 부작용은 고려하지 않고, 현대의학은 진단 영역을 계속 확장하면서 쉼 없이 환자를 늘리고 있다.

일상의 의료화 시대

의료 상업주의가 팽배한 오늘날, 인체의 자연스런 생리적 변화나 평범한 일상사까지 의학의 관리 대상이 되면서 없는 병도 만드는 시대가 되었다. 이를테면 늙는 것은 병이 아니라 인체의 자연스런 변화임에도 '치료'라는 이름으로 의학적 관리를 받아야 하는 '일상의 의료화 시대'가 된 것이다.

갱년기증후군, 골다공증, 발기부전, 탈모, 우울증 등의 증상은 과거에는 노화 등으로 인한 인체의 자연스런 현상이거나 적어도 병적인 상태는 아닌 것으로 인식되었지만, 요즘은 분명하게 진단명이 붙고 값비싼 치료제가 이용되고 있다.

새로운 질병을 만들어내고 그것을 상품화하는 주체는 대개 세계적인 영업망을 가진 다국적 제약회사와 국제적인 의사 단체이다. 이들에 의해 건강과 질병이 새롭게 규정되고 있다.

현대 사회에서 진단명의 확산 현상은 엄청나다. 의사들은 다양한 질병과 증후군, 장애 그리고 전염병의 수가 무려 약 3만 가지나 된다고 주장한다. 각 질병마다 그에 상응하는 약이 존재하고, 신약이 하나씩 나올 때마다 이에 관련된 새로운 질병이 생기는 경우가 늘고 있다.

고혈압, 고콜레스테롤, 과체중, 폐경, 섬유근육통, 만성피로증후군, 수면장해, 감각 이상, 과민성대장증후군, 발기부전, 우울증, 불안증, 사회공포증, 중독증, 골다공증, 탈모, 오이디푸스 콤플렉스, 작은 키 등 무수히 많은 질병이 새롭게 생겨나고 있다.

갱년기 의학화의 부작용

극찬을 받으며 등장한 여성호르몬제의 탄생과 쇠퇴 과정을 통해 삶의 의학화가 어떤 부작용을 낳는지 알아보자. 폐경기가 되면 여성은 난소에서 에스트로겐과 프로게스테론이 분비되지 않아 생리가 완전히 끊기게 된다. 그리고 안면 홍조나 불면증 등의 갱년기 증상이 나타나기도 한다. 그러나 이것은 여성이면 누구나 겪게 되는 인생의 자연스런 과정 가운데 하나이다. 적어도 합성 호르몬제가 등장하기 전까지는 그랬다.

제약회사들은 폐경기의 의학화를 시도했고, 1940년대 마침내 새끼를 밴 암말의 소변에서 에스트로겐을 다량으로 얻었다. 그리고 젊음을 찾아주는 '회춘의 명약'으로 대대적으로 알리기 시작했다. 1960년 〈뉴잉글랜드 의학저널〉은 '에스트로겐이 결핍된 모든 여성에게 호르몬제를 복용할 것'을 권했다. 이것은 50세가 넘은 여성을 겨냥한 것이었다. 뉴욕의 젊은 산부인과 의사 로버트 윌슨(Robert Wilson)은 『여성이여 영원하라』는 책을 통해 에스트로겐을 영원한 젊음을 약속해주는 기적의 약으로 묘사했다. 호르몬 요법 덕분에 여성도 이제는 건강과 젊음을 연장시킬 수 있게 되었다는 찬사를 아끼지 않았다. 이 책은 베스트셀러가 되기도 했다. 그러나 제약회사 와이어스 에이어스트(당시 가장 큰 규모의 호르몬 제조사)가 윌슨에게 이 책자를 집필한 대가로 돈을 지불했고, 윌슨이 설립한 윌슨연구재단을 후원하기도 했다. 2002년에 이르러서야 비로소 윌슨의 아들인 로널드가 이러한 제약회사와의 연관관계를 공개적으로 밝혔다.

많은 여성들이 제약회사의 지능적인 마케팅에 넘어갔고, 세계보건기구(WHO)조차 1981년 폐경기를 에스트로겐의 결핍으로 인한 질병이라고 새롭게 정의를 내렸다. '갱년기증후군'이라는 새로운 질병은 사람들의 뇌리 속에 뿌리를 내렸고, 그와 함께 여성호르몬제의 판매는 빠르게 증가했다.

그러나 '회춘의 명약' 여성호르몬제도 그 부작용이 속속 밝혀졌다. 자궁막에 생기는 양성 종양은 40대 여성 다섯 명 가운데 한 명 꼴로 나타나는 흔한 증상이다. 일반적으로 생체 여성호르몬인 에스트로겐이 이런 양성 종양의 성장을 촉진시키기 때문에 외과적 수술을 통해 제거하는 경우가 많다. 그러나 폐경기가 되면 에스트로겐의 양이 감소하기 때문에, 자궁 근종의 성장도 멈추거나 경우에 따라서는 작아지기도 한다. 그러나 호르몬 보충요법으로 폐경기를 지연시키면 사정이 달라진다. 에스트로겐을 지속적으로 투입하면 경우에 따라서는 근종이 너무 커져서 신경을 압박하고 다른 장기에까지 악영향을 미쳐 자궁 제거 수술을 받아야 한다. 즉 폐경기의 의학화가 질병을 만드는 것이다.

더욱 문제가 되는 것은 여성호르몬제의 심각한 부작용이다. 1990년 제약회사 와이어스는 호르몬제를 심장질환 보호제로 승인을 받으려 했고, 미국식품의약국은 제약회사에 임상시험을 하도록 촉구했다. 제약회사는 자신감을 갖고 시험에 임했고, 곧 심장질환에도 호르몬제를 쓰게 될 것이라고 확신했다. 그러나 심근경색에 미치는 호르몬제의 부정적인 효과가 드러났다. 7년 만에 얻은 시험 결과를 통해 호르몬제를 복용한 여성들이 가짜 약을 복용한 여성들보다 심장질환에 걸리는 경우가 더 많은 것으로 밝혀졌다.

여성 1만 명이 1년 동안 복합 호르몬제(에스트로겐과 프로게스테론으로 구성된 호르몬 혼합제)를 복용했을 때, 호르몬제를 복용하지 않은 비교 그룹 여성들에 비해 유방암에 걸린 사람은 8명이 많고, 심근경색에 걸린 사람은 7명이, 뇌졸중에 걸린 사람은 8명이, 혈전이 생긴 사람은 8명이 많았다. 호르몬제의 긍정적인 효과도 일부 나타나기는 했다. 호르몬제를 복용한 여성의 경우, 비교 그룹 여성에 비해 장암에 걸린 사람이 6명이 적었고, 대퇴부 골절이 생긴 사람이 5명이 적었다. 에스트로겐이 노화 현상으로 인한 골밀도 감소에는 도움이 되는 것으로 나타났지만, 골다공증 예방을 위해 이용하기에는 다른 부작용의 위험성이 너무나 컸다.

의사들은 장점과 단점을 저울질한 후 연구를 중단하고 '만성적인 질병을 예방할 목적이라면 에스트로겐-프로게스테론 혼합제를 복용하지 말라'는 충고를 내놓았다. 2003년 연구자들은 다시 '호르몬제 복용이 건강 상태나 활력, 정신적인 상태, 우울증 징후 또는 성적 만족 등에 어떤 영향도 미치지 않는다'는 연구 결과를 발표하기도 했다.

폐경이나 노화는 질병이 아니다. 유한한 생명체인 인간이 필연적으로 맞아야 하는 인생의 한 과정이다. 부작용의 위험 부담을 안으면서까지 호르몬제를 비롯한 노화 방지 의약품을 이용할 필요가 있을까?

질병을 파는 지능적인 마케팅

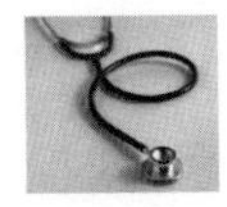

지금까지 질병으로 보지 않았던 증상이 전 세계인을 대상으로 한 유행성 질환으로 성장할지 여부를 최종적으로 결정하는 것은, 바로 다국적 제약회사이다. 어느 제약회사가 질병으로 추정되는 특정 증상에 적용되는 약을 개발하면, 체계적인 과정을 통해 해당 질병이 마치 심각한 질병인 것처럼 정보를 부풀리기 때문이다. 그리 대단치 않은 건강상의 문제가 의약품으로 해결해야 하는 질병으로 규정되기에 이른다.

다국적 제약사들은 우선 천문학적인 비용을 들인 대규모 광고로 사람들의 생각을 바꾸어놓는다. 세계적인 제약회사인 머크사의 관절염 치료제 '바이옥스'는 2004년 부작용 파문으로 사라지기 전까지 전 세계 시장에서 대대적인 성공을 거둔 신약이다. 제약업계의 블록버스터로 불린 바이옥스는 고가에도 불구하고 80여 개국으로 유통되어 2003년 한 해 동안 25억 달러의 판매고를 올렸고, 2004년 6개월 동안 4500만 달러의 광고비를 지출했다고 한다. 제약회사의 이런 적극적인 마케팅이 의약품의 남용을 부추기는 요인이 되고 있다.

항우울제인 '팍실'의 경우, 2000년 한 해 동안 9180만 마르크(6400만 달러)의 광고비가 들어갔다. 그 결과 치열한 격전지인 미국 의약품 시장에서 판매량이 25%나 증가했다. 미국의 경우, 광고비의 상승과 더불어 불안감에 사로잡혀 의사를 찾는 이들의 수가 부쩍 증가했다고 한다. 2만 5182명을 대상으로 한 표본 설문조사에 따르면, 미국 성인의 20%가 약품 광고를 보고 의사를 찾은 것으로 밝혀졌다.

다국적 제약사들은 엄청난 광고비 지출뿐 아니라, 고도의 지능적인 마케팅을 통해 사람들을 공략한다. 제약사들이 대대적으로 광고하는 의약품을 보면 심각한 질병의 약품은 거의 없다. 대부분 질병이라고 말하기 애매한 증상을 거론하면서 새로운 환자 집단을 개척하고 있다. 말하자면 확실히 병에 걸린 상태와 건강한 상태 중간에 있는 회색 집단을 주로 겨냥하고 있다.

그래서 약품 광고를 보면 많은 사람들이 '아! 내가 바로 저런데' 라고 할 정도로 증상이 광범위하고 애매모호하다. 많은 사람들이 제약회사의 선전에 걸려드는 것은, 건강이 인간의 가장 근원적인 소망이기 때문이다. 제약사들이 제공하는 광고 앞에서 자신의 건강에 대해 불안감을 가진 사람들은 자연스럽게 해당 의약품을 이용하게 될 것이다.

오늘날 대형 제약사들은 건강에 대한 불안 심리를 부추겨 돈을 벌고 있다고 해도 지나친 말이 아닐 것이다. 요즘 사람들은 건강한데도 더 건강해지기 위해 기호 의약품을 복용하고, 관련 의약품의 판매는 급증하고 있다. 제약회사가 사람들에게 질병이라는 인식을 불어넣어 대대적인 성공을 거둔 대표적인 사례가 바로 발기부전 치료제 '비아그라'이다. 오늘날 엄청난 판매고를 올리고 있는 비아그라가 등장하기 전까지 남성 임포텐스는 소수 남성들의 문제였다. 대개가 나이가 들면서, 혹은 계속되는 과로로 인해 성적 능력이 저하되는 것은 지극히 당연한 현상이라고 받아들였다.

그러나 비아그라의 제조사인 화이자는 발기부전을 많은 남성들이 겪고 있는 '분명한' 질병이라고 사람들의 인식을 바꾸어놓았다. 이를 위해 내세운 것이 세계적인 축구 스타 펠레이다. 펠레는 2002년부터 광고용 포스터와 텔레비전 광고에 등장해 발기장애 문제를 지적했다. 60세가 넘은 축구 영웅 펠레는 자신에게 광고료를 지급한 화이자의 발기부전 치료제 비아그라에 대해서는 전혀 언급하지 않았다. 대신 발기부전이 아주 흔한 증상이므로, 주저하지 말고 의사와 상담하라고만 했다.

펠레의 남성 임포텐스에 대한 계몽 캠페인은 의약품 마케팅 분야의 최근 경향을 보여주는 좋은 예이다. 이제는 의약품에 초점을 맞춰 요란하게 제품을 알리는 것이 아니라, 질병 자체를 광고하고 있다. 그리고 그 간접 광고의 힘은 엄청났다.

지금까지 드문 증상이거나 병적인 관리 대상으로 여기지 않았던 발기부전이 이제는 의학적 치료를 받아야 하는 많은 남성들의 병이 되었다. 비아그라가 시판된 후 발기부전 환자는 폭발적으로 늘어났다. 제약업계는 이처럼 약품을 간접적으로 광고하는 방식을 점점 선호하고 있다. 스타급 유명 인사를 적절히 이용해 게시판이나 잡지 광고, 인터넷을 통해 사람들을 설득한다. 어쩌면 우리가 지금 병을 앓고 있는지도 모른다고 은연중에 믿게 만드는 것이다.

제약업계와 의학계의 유착관계

제약회사는 자사의 의약품을 홍보하기 위해 의사와 임상 연구자에게도 영향력을 행사한다. 의사들이 제약회사가 주최하는 심포지엄이나 행사에 강연자로 출연해 특정한 의약품이나 의료기기를 홍보하는 일은 아주 흔하다. 연구자들의 연구 논문 또한 제약회사가 자사의 제품에 유리한 결과가 나오도록 기획하는 경우가 많다.

제약회사와 의사의 유착관계는 끊임없이 사회문제가 되어 왔다. 약물이 원인이 되어 생기는 암과 기형아 연구의 세계적 권위자인 새뮤얼 엡스타인(Samuel Epstein) 박사는, 1972년 미상원 영양문제 특별위원회에서 "미국 과학 아카데미는 이해관계가 복잡하게 얽힌 조직이며, 돈만 있으면 스스로 유리한 데이터를 얼마든지 입수할 수 있다"고 증언했다.

의학계를 대상으로 한 제약회사의 로비는 우리나라도 마찬가지이다. 의료 소비자들은 대개 의사가 처방하는 약에 대해 잘 알고 있을 것이라고 믿는다. 그러나 실제로는 그렇지 않다. 초보 의사 시절에는 대부분 선배 의사의 처방을 그대로 따르는 경우가 많다. 그렇게 몸에 밴 처방 습성은 잘 바뀌지 않는다. 치료 효과가 미미하고 부작용 폐해가 나타나는데도 타성에 젖어 처방을 하는 경우가 많다.

신약의 경우라면 더더욱 제대로 된 정보를 알지 못한다. 그럼에도 의사들은 대개 다른 의사들의 체험담에 의지해 사용 여부를 결정하는데, 이때 의과대학 교수의 영향력이 크게 작용한다.

그러다 보니 대학교수를 대상으로 제약회사는 끊임없이 홍보 활동을 한다. 제약회사는 교수들과의 유대를 강화하기 위해 평소 연구비를 지원하고, 교수의 학회 참석 시 일체의 경비를 지원하며, 학회 개최 시 막대한 후원금을 내기도 한다. 신약에 대해 우호적인 발표를 할 수 있도록 모든 지원을 아끼지 않는 것이다.

신약이 나오면 통상적으로 학계의 권위 있는 대학교수가 신약에 대한 설명과 임상실험 결과를 발표한다. 객관적인 입장에서 신약에 대한 긍정적 또는 부정적 연구 결과를 발표해야 하는 신성한 학회가 제약회사의 홍보의 장으로 변해 가고 있다. 학회 회원인 일반 의사들은 제약회사가 벌려놓은 잔치에 함께 참여한 공범자라는 연대감으로 그날 이후 해당 신약을 열심히 처방하기 시작한다. 마치 사이비 종교에 가담한 신도들처럼.

신약이 출하되고 몇 년 후 심각한 부작용이 알려져 시장에서 회수된다고 해도, 대개의 경우 큰 소득을 올린 후라 제약회사는 손해를 보지 않는다. 그래서 신약에 대한 초기 홍보에 제약사들은 더 더욱 열을 올리고, 학계마저 매수할 만큼 적극적인 마케팅을 벌이고 있다. 제약사는 자사의 제품이나 치료법을 언론에 과대 포장해서 선전하고, 많은 언론이 아직 확실하게 검증되지 않은 치료법을 획기적인 방법이라고 보도하고 있다. 그러나 많은 언론 보도가 약의 부작용 등에 대해서는 침묵한다. 이런 공정하지 못한 태도가 의료 소비자에게 그릇된 인식을 심고 있다. 사람의 생명과 건강에 직결된 내용을 다루는 보도라면 더더욱 신중해야 할 것이다.

해피메이커 시대를 연 항우울제의 성공과 실패

사회 전반을 대상으로 한 제약사의 적극적인 마케팅으로 성공한 항우울제를 통해 새로운 질병이 어떻게 뿌리내리고 어떤 문제를 낳는지 알아보자. 우울증을 치료하기 위해 쓰이는 항우울제 가운데 가장 많이 이용되는 것은 '선택적 세로토닌 재흡수 억제제(SSRI)'이다. 흔히 '해피메이커'라고 불리는 선택적 세로토닌 재흡수 억제제 계열 약물은 인간의 정서를 관장하는 신경전달물질인 세로토닌이 신경세포 말단에서 다시 흡수되는 것을 막아 뇌 속의 세로토닌 농도를 높여 줌으로써 우울증을 치료한다. 이 약품이 등장한 이후 사람들은 단지 기분이 조금만 저조해도 '평상시보다 좀 더 좋은' 기분을 만들기 위해 해피메이커 의약품을 복용하게 되었다. 해피메이커는 수줍음을 많이 타는 성격도 공략하고 나섰고, 이른바 대인공포증을 사회문제화하면서 영역을 확장해 갔다. 1998년 제약회사 스미스클라인 비첨은 미국식품의약국에 팍실을 대인공포증, 즉 나중에 사회불안장애로 불리게 된 증상에 사용할 수 있도록 허용해 달라는 신청서를 제출했다. 1980년 미국 질병 목록에는 문제가 될 만한 병적인 대인기피증이나 수줍음은 '극히 드문' 경우로 수록되어 있었다.

그러나 제약회사는 잠재적인 질병을 널리 알리는 작업에 들어갔다. 제약업체에서 발행하는 정기 간행물, 버스 정류장 광고판 등을 통해 많은 사람들이 타인의 행동에 과민하게 반응하고 있다는 것을 암시하는 슬로건을 내걸었다. 그리고 광고 포스터에는 이런 증상에 효과적인 향정신성 의약품이나 그 약품의 제조회사 대신 '사회불안장애연합'이라는 단체명이 명기되어 있었다. 마치 공익광고인 것처럼! 사회불안장애연합은 '미국정신과의사협회', '미국불안장애협회', 그리고 환자 모임인 '공포로부터의 자유'가 함께 만든 조직이다.

제약회사는 언론을 통해 '사회불안장애를 겪고 있는 이들은 전체 인구의 13.3%로, 이 질병은 우울증과 알코올 중독에 이어 미국에서 세 번째로 흔한 정신과적 질환'이라는 보도 자료를 발표했다. 이런 발표가 있기 전까지 정신과 의사들은 인구의 2~3%만이 이

질환에 시달리고 있다고 보고 있었다. 그러나 한 소규모 정신과의사협회가 질병의 범위를 좀 더 넓혀 사회불안장애에 대한 정의를 수정하면서 의사들은 수줍은 성격으로 상당히 어려움을 겪고 있는 사람을 모두 사회불안장애로 진단하게 되었다.

항우울제는 모두 향정신성 의약품에 속한다. 향정신성 의약품은 인체의 중추신경계(뇌세포)에 작용해 정신 상태나 정신 기능에 영향을 주는 약물로, 중독성이 강하다. 약을 중단하게 되면 금단 현상이 나타나기도 한다. 우울증과 불안 증세를 치료하다 오히려 약물 중독자가 되어 사회로부터 격리되는 이들이 늘고 있는 것은 이 무서운 중독성 때문이다.

항우울제의 부작용 위험성은 이들 의약품을 장기간 복용해온 이들이 총기 난사 사건을 일으키거나 자살을 시도하면서 드러나기 시작했다. 1999년 미국을 들끓게 했던 컬럼바인 고교 총기 난사 사건의 주범인 에릭 해리스, 미국 켄터키 주 루이스빌에서 총기 난사로 9명을 사망케 한 조셉 웨스베커, 미국 펜실베이니아 주에서 잠자던 조부모를 총기 난사한 12세 소년 크리스토퍼 피트먼 등은 모두 항우울제를 상용하고 있었다.

그 후 연구를 통해 '선택적 세로토닌 재흡수 억제제'계열의 항우울제가 우울증을 앓는 어린이와 청소년을 자살로 내몰거나 폭력성을 유발한다는 사실이 밝혀졌고, 급기야 미국과 영국의 보건 당국은 이들 약물의 위험성을 공식적으로 인정하게 되었다. 2003년 영국 보건 당국은 "선택적 세로토닌 재흡수 억제제 계열 항우울제는 어린이와 청소년의 자살 행동 위험을 증가시키므로 이 약을 어린이와 청소년에게 처방하는 것은 부적당하다"고 발표했다.

2004년 미국식품의약국도 항우울제가 어린이와 청소년에게 자살 충동을 유발하고 폭력성을 증가시킬 수 있음을 공식 인정하고, 선택적 세로토닌 재흡수 억제제 계열 항우울제에 자살 충동 유발 위험성을 알리는 경고문을 의무적으로 부착하도록 했다.

살아가면서 우울하고 절망해보지 않은 사람이 과연 얼마나 있을까? 때로는 살기 싫을 만큼 절망적이고 우울하지만, 대부분의 사람들은 그것을 이겨 내고 살아간다. 우울과 절망 앞에서 진정 필요한 것은 생각을 긍정적으로 바꾸고 삶의 의지를 북돋우는 것이다.

그럼에도 시장 개척에 열을 올리고 있는 제약사들은 현재의 우울증이 심각한 병이고, 서둘러 약을 먹어야 한다고 부추긴다. 항우울제는 지금도 그 부작용의 위험성을 모르는 사람들에게 계속 처방되고 있다.

건강염려증을 키우는 예방의학

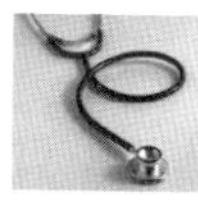

현대의학에서 질병으로 규정해놓은 위험 인자가 너무 많다 보니, 검사를 받으면 환자로 진단을 받는 경우가 대부분이다. 이를테면 얼마간 과로해서 위염이 생겼거나 자궁에 물혹이 생긴 경우라면, 푹 쉬고 다시 정상적인 생활을 하면 회복되는 경우가 많다. 현대인에게 흔히 생기는 대장의 폴립(용종)도 스트레스가 심한 생활을 개선하면 자연스럽게 소멸되기도 한다. 얼마든지 자연 치유될 수 있는 상황인데도, 현대의학의 검사망에 걸려들면 약 처방이나 수술로 즉시 이어지게 된다. 과잉 검사가 과잉 치료로 이어지는 것이다.

병원은 검진 환자가 있으면 검사비 수입을 확보할 수 있다. 나아가 혈압이 높다거나 중성지방과 콜레스테롤 수치가 높다고 하면, 대부분의 사람들은 놀라서 별도의 검사와 치료를 받게 된다. 때문에 얼마든지 새로운 시장을 개척할 수 있다. 이것이 바로 계속 검진을 하게 만드는 주요 이유이다.

일본 게이오기주쿠 대학 의학부 교수 곤도 마코토(近藤誠)는 "암 검진의 대부분은 유효성이 증명되지 않았다. 암 검진을 받거나 받지 않아도 암에 걸릴 확률이나 사망률은 변하지 않는다는 연구가 있다. 그렇다면 암 검진을 받는 데 발생할 수 있는 방사선 등의 유해성과 비용을 감안할 때 받지 않는 편이 더 나을 것이다"는 의견을 내놓고 있다.

검진에 주로 사용되는 X선 촬영은 이미 그 자체에 위험성을 내포하고 있다. 적은 양의 방사선이라도 인체에 비추게 되면 유전자를 손상시키고, 후대에까지 악영향을 미칠 우려가 있다. 물론 1회 검사 시 X선 피폭선량이 개인 건강을 염려할 만큼 크지는 않다. 그러나 방사선이 인체에 미치는 영향은 개인의 평생 피폭선량에 따라 증가하기 때문에 가능한 한 피하는 것이 미래의 건강을 위해 바람직하다. 그러나 꼭 필요한 상황에서 이용해야 하는 X선 촬영이 잦은 정기검진으로 남용되면서, 방사선 노출의 심각성은 가중되고 있다.

현대의학에서 검진 장비는 그 어떤 영역보다 눈부신 발달을 거듭해왔다. 인체를 훤하게 꿰뚫어 보는 CT(컴퓨터단층촬영), MRI(자기공명영상촬영), PET(양전자방출단층촬영), PET-CT(양전자방출컴퓨터단층촬영) 등 첨단 진단 장비가 다양하게 이용되고 있다. 이들 역시 위험성을 내포하고 있기는 마찬가지이다.

2006년 〈월스트리트 저널〉에 따르면, 흉부 X선 촬영 시 방사선량은 0.01~0.1mSv(밀리시버트), 맘모그램 촬영의 경우 0.8mSv, 두경부 CT의 경우 2mSv, 복부-골반 CT의 경우 10mSv, 관상동맥 혈관조영술의 경우 18mSv, 전신 스크리닝 CT의 경우 12~25mSv 정도로 나타났다. 제2차 세계대전 당시 핵폭탄의 방사선량이 평균 20mSv였다는 사실과 비교한다면 진단용 방사선을 결코 가볍게 생각할 수 없을 것이다. 일부 진단의 경우 방사선에 노출된 채 8시간 이상의 시술이 이어지기도 해서, 대상자가 과다 피폭으로 인한 피부 손상이나 탈모 등을 겪는 경우도 있다.

특히 오늘날 일반화된 CT 촬영의 경우 방사선 피폭선량이 크다. 미국 콜롬비아 대학의 연구팀이 미국의 전문지인 〈레디오로〉에 발표한 연구 결과를 보면, CT의 피폭선량은 유방암 X선 검사의 100배로, 한 번 검사에 1200명 가운데 1명을 암으로 사망하게 할 가능성이 있다고 한다.

2002년 영국에서 실시한 ImPACT(Image performance accessment of CT)의 자료에서는 CT 검사로 인한 방사선량이 같은 부위를 X선 촬영했을 때보다 최대 400배까지 많은 것으로 나타났다. 일상적인 건강검진 및 질병 조기 발견과 치료를 위해 CT 촬영이 보편화되면서 환자의 방사선 피폭선량은 더욱 늘고 있다.

MRI는 방사선 노출의 위험은 없으나 아주 강력한 자기장이 나오므로 또 다른 부작용의 위험이 있으며, PET도 몸 안에 미량이나마 방사선 물질이 들어가기 때문에 특이체질의 경우 부작용이 발생할 가능성이 있다.

검진 장비가 적잖은 문제점을 낳고 있는데도, 우리나라 국민의 검사 장비 이용률은 세계 최고 수준이다. 약을 과용하고, 병원에 대한 의존도가 높은 국민성이 검사 이용률에서도 여실히 드러나고 있다. 병원의 장삿속과 의료 소비자들의 건강에 대한 지나친 염려가 맞물려 과잉 검진 열기는 더해 가고 있다.

오늘날 현대의학의 과잉 검진이 낳은 또 하나의 부작용은 사람들에게 건강에 대한 불안감을 심고 있다는 것이다. 첨단 검진 장비는 몸 구석구석을 정밀하게 검사하다 보니 인체의 아주 작은 이상도 발견해 낸다. 그러나 그다지 걱정할 필요가 없는 경우가 많다. 이를테면 폐 사진에 나타난 흰색 반점은 이전에 생긴 염증의 흔적에 불과할 수도 있다.

그러나 사람들은 많은 비용을 들여 관련 검사를 받은 후에야 비로소 그 사실을 확인하고 안심한다. 과잉 검사를 부추기는 의학은 결국 건강염려증을 키우는 결과를 낳기도 한다. 특히 오늘날 의학계는 검사 방법만 빠르게 발전하고 치료 면에서는 발전이 거의 없다 보니, 질병을 조기에 발견해 그만큼 심리적으로 고통스런 시간을 늘리는 경우가 많다.

실효성 없는 인플루엔자 예방접종

예방의학의 하나인 예방접종 역시 안전하다고 할 수 없다. 예방접종은 전염성 질환을 예방하기 위해 미생물의 병원성을 제거하거나 약하게 만들어 인체에 접종하는 것을 말한다. '병원체'라고 부르는 병을 일으키는 세균이나 바이러스의 일부분을 인체에 넣으면 우리 몸에서 '항체'라고 부르는 방어물질이 만들어져, 그 병원체가 다시 침입했을 때 병에 걸리지 않는 원리를 이용한 것이다.

그러나 예방접종을 했다고 해서 그 질병을 완전히 예방하는 것은 아니다. 홍역, 볼거리, 풍진, 수두 등은 예방접종 효과가 높지만, 결핵에 대한 BCG, 장티푸스, 콜레라 등은 예방접종 효과가 낮다. 더욱이 콜레라의 경우 3~6개월이 지나면 효과가 없어진다.

예방접종에서 더욱 문제가 되는 것은 부작용의 위험성이다. 열이 나고 주사 맞은 부위가 붓는 등 가벼운 부작용은 저절로 회복되는 것이 일반적이지만, 드물게는 심각한 부작용이 나타난다. 지능장애가 오거나, 최악의 경우 죽음에 이르기도 하는 등 비록 가능성은 적다고 해도 실제로 발생하고 있다. 따라서 예방접종을 할 때는 부작용의 위험 빈도와 질병에 걸릴 위험 빈도를 잘 비교해보고 신중하게 선택해야 한다.

오늘날 현대의학이 말하는 예방의학은 그 실효성 면에서 많은 의문을 낳고 있다. 그럼에도 사람들은 '예방의학'이라는 용어 때문에 '병을 예방해줄 것'이라고 굳게 믿는다. 그로 인해 과잉 검사를 하고 과잉 치료를 받으며, 부작용 피해를 입기도 한다.

고비용 저효율
치료의 대명사

오늘날 현대의학은 고비용 저효율 치료의 대명사가 되고 있다. 가족 가운데 누군가 큰 병에 걸리면 집안 살림이 바닥나는 경우도 있다. 또한 국민보건 시스템에 들어가는 비용이 폭발적으로 늘어나 의료보험 재정도 바닥을 드러내고 있다. 그러나 의약품과 의료 장비를 생산하는 다국적 회사들은 고수익을 올리고 있으며, 대형 종합병원들은 날로 번창하고 있다.

현대의학은 속속 새로운 검사 장비와 신약, 치료법을 내놓는다. 그러나 서민에게는 치료는커녕 검사받는 것조차 부담스런 고비용의 검진이 많다. 암을 정밀 진단할 때 쓰는 PET-CT의 경우 검사 비용만 100만 원에 달한다. 현대의학은 특히 고가의 검사 장비가 많기 때문에 의료 비용이 가파르게 상승하고 있다. 의료비는 가파르게 상승하고 있지만, 국민의 건강 수준은 나아지지 않고, 의료 시스템에 대한 만족도는 오히려 낮아지고 있다. 이런 현실은 선진국도 예외가 아니다. 영국의 주요 의학 잡지 〈란셋〉에 실린 「미국

의학의 위기」라는 논문에는 “국민총생산의 내역을 보면, 미국은 다른 어떤 나라보다도 국민 건강에 많은 돈을 쓰고 있다. 그러나 미국 사람들은 점점 더 만족스러운 의료를 받지 못하고, 의료비만 계속 상승하고 있다”고 한다. 현대의학의 메카인 미국이 직면한 이런 의료 현실은 현대의학의 고비용 저효율 구조를 단적으로 보여주고 있다.

현대의학이 주류 의학인 다른 나라들도 마찬가지이다. 우리나라는 세계에서 병원과 약에 대한 의존도가 유난히 높기 때문에 국민이 부담하는 의료비 지출액도 높은 편에 속한다. 현대의학이 주도하는 의료 환경 속에서 의료비가 증가하는 가장 큰 이유는 완치요법이 아니라, 증상만 다소 완화시키는 증상완화법이 중심이 되고 있기 때문이다. 질병을 근본적으로 치유하는 것이 아니기 때문에 병원에 계속 가야 하고, 의학적 관리를 지속적으로 받아야 한다. 의료비가 증가할 수밖에 없는 상황이다.

거기에 우리 사회 전반에 만연한 의료 상업주의가 의료 비용의 증가를 더욱 부추긴다. 경제 논리로 움직이는 세상에서 병원 역시 이윤을 추구하는 기업이 되었다. 하루가 다르게 변화하는 현대의학의 의료 환경에 발맞추어 병원을 운영하기 위해서는 적잖은 유지 비용이 드는 것도 사실이다. 그러나 없는 병도 만들 만큼 만연한 의료 상업주의가 의료 비용에 대한 부담을 날로 가중시키고, 그로 인해 현대의학의 효용성은 더욱 떨어지고 있다.

최근 최첨단 암 치료 장비인 '양성자 치료기'가 국내에 처음으로 도입되어 주목을 받았다. 360억 원이나 하는 이 고가의 장비를 이용해 한 번 치료를 받는 데 2000만 원에서 5000만 원 정도의 비용이 든다고 한다. '그림의 떡'처럼 여겨지는 고가의 약도 많다. 다국적 제약사들은 그동안 마음대로 약값 인상을 요구했고, 요구가 관철되지 않으면 공급을 중단하겠다고 위협해왔다.

좋은 의술이란 질병을 제대로 치료하는 것이어야 한다. 또한 부자나 서민이 모두 부담 없이 치료를 받을 수 있는 경제성이 있어야 한다. 만약 부자들만 치료가 가능한 고비용의 치료라면 결코 좋은 의술이라고 할 수 없을 것이다.

의료 소비자들이 원하는 것은 복잡한 장비와 기구에 의존하는 고비용의 치료가 아니라, 비용 부담이 적고 효율적인 치료이다. 그러나 오늘날 현대의학은 국민보건 시스템에 엄청난 비용이 들어가게 하고 환자의 경제적 부담도 계속 늘게 하면서, 국민의 건강 상태 개선에는 도움을 주지 못하고 있다. 아니 오히려 병을 부추기거나 병에 대한 불안감을 키우고 있다. 이것이 우리가 맹목적으로 의지해온 최첨단 현대의학의 현주소이다.

진보를 막는 진부한 제도

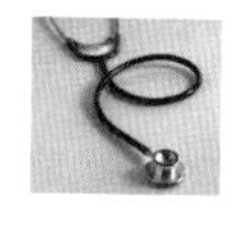

직업적인 소신이 있는 의사도 과잉 진료를 할 수밖에 없는 이유 중 하나는 약이나 주사, 수술을 하지 않으면 돈을 벌 수 없게 되어 있는 제도도 한몫을 한다. 말하자면 현행 의료제도가 의료 상업주의를 더욱 부추기고 있는 것이다.

아무리 오랜 시간을 들여 환자를 상담하고, 생활 관리 요령을 지도하고, 투병 의지를 잃은 환자에게 의지를 불어넣기 위해 정성을 다해도 그것은 무료이다. 치유를 위해 반드시 필요한 부분이지만, 상담이나 생활 처방으로는 병원의 수입이 없다는 말이다. 현행 의료제도는 검사를 하고 약을 쓰고 수술을 해야만 공식적인 의료 행위라고 인정하기 때문에, 병원 경영을 위해 불필요한 검사와 투약, 수술을 할 수밖에 없는 것이다.

의사가 병원에서 건강과 치유에 필요한 생활요법을 지도하거나, 상담을 하고 적당한 상담료를 청구할 수 있다면, 무리하게 약을 처방하지 않고도 병원을 경영할 수 있을 것이다. 물론 자본주의 사회에서 의료의 상업화를 막을 수는 없다. 좀 더 많은 이윤을 내기 위한 병원의 상업적인 경영은 앞으로도 더욱 가속화될 것이다. 그러나 의료의 본분에 충실하고 의사의 소신 진료가 가능할 수 있도록 제도가 바뀐다면, 한때나마 품었던 의사들의 도덕적 열정이 그렇게 빨리 변하지는 않을 것이다.

시급한 의료 다원화

의료의 다양한 가능성을 막고 있는 제도도 개선되어야 할 부분이다. 현재 우리의 의료제도는 현대의학과 한의학만을 제도적으로 인정하고 있고, 양방과 한방은 의료 이원화라는 제도 속에서 서로 치열하게 견제하고 있다. 대체의학이나 자연의학이 위험 부담이 없고 치료 효과가 높다고 해도, 제도적인 뒷받침이 없다면 사람들에게 쉽게 다가갈 수 없다. 의료 소비자들은 대개 의료보험이 적용되는 치료를 선호하고, 의료인 역시 제도적으로 보장해주는 의료 활동을 하려고 하기 때문이다.

국민의 건강이라는 공동 목표를 갖고 있다면, 양방과 한방으로 갈라놓을 것이 아니라 대통합을 이루어야 한다. 그리고 실제 임상 경험을 통해 치료 효과가 있는 모든 의학을 인정해야 한다. 제도적으로 의료 다원화가 이루어져야 한다는 말이다.

양방이든, 한방이든, 자연의학이든, 민간의학이든, 세상의 모든 의학이 지향하는 목표는 하나이다. 바로 질병의 치유와 건강이다.

그럼에도 질병관이 다르고 치료 원리가 다르다고 해서 서로 비난만 한다면, 국민과 사회 건강에 전혀 도움이 되지 않을 것이다. 의료 소비자들에게 혼란만 줄 것이고, 의료비만 이중으로 들 것이다.

세상의 모든 의학이 제도적인 평등 속에서 공존하게 되면, 자율경쟁을 통해 자연스럽게 장단점이 드러나게 마련이다. 다원화된 의료체계 속에서 모든 의학이 공개적이고 객관적으로 검증될 것이므로 의료 소비자들은 차차 바른 선택을 하게 될 것이다.

다원화된 의료체계 속에서 선택은 온전히 의료 소비자들의 몫이다. 보다 치료 효과가 높고, 자신의 질병에 잘 맞으며, 부작용의 위험 부담이 적고, 저비용 고효율의 치료법을 선호하게 될 것이다. 그렇게 되면 제대로 된 의학 정보가 없어 중복 치료를 받는 일도 줄 것이고, 의료 비용도 그만큼 감소할 것이다.

독일을 비롯한 유럽의 선진국에서는 이미 다원화된 의료체계를 인정하고 있다. 독일의 경우 현대의학자의 90% 정도가 자연의학자 자격증을 취득해 통합의료를 하고 있다. 그와 같이 될 수 있었던 이유는 모든 의학의 가능성을 인정한 의료제도의 힘이 큰 역할을 했다. 의사들 사이에서 '독일은 의학의 천국이자 의사의 천국'이라는 말까지 나올 정도로 부러운 제도이다.

'질병으로 고통받는 사람들을 얼마나 효율적으로 치료할 것인가'는 의료계의 숙제이고, 동시에 그 나라의 의료 당국도 함께 풀어 나가야 할 과제이다.

오만한 의학의 닫힌 마음

유한한 존재인 인간이 죽는 한, 질병으로 고통 받는 한, 어느 시대 어느 나라든 의학의 힘은 특별할 수밖에 없다. 그러나 오늘날 현대의학은 엄청난 전문성을 무기로 신격화된 의학으로 군림하고 있다.

오늘날 현대의학의 위치는 절대적이기에 의사들의 권위의식 또한 엄청나다. 환자들에게 오만한 진단을 거침없이 내린다. "앞으로 살 날이 3개월 정도 남았습니다." "1개월을 넘기지 못하겠습니다." 이 얼마나 무서운 말인가! 의사는 신이 아니다. 의료에서 확실한 것은 거의 없다. 그럼에도 공포감에 떨고 있는 환자에게 마치 신이라도 된 양 사형 선고를 내리는 것은 그 어떤 이유로도 정당화될 수 없다.

권위주의에 빠진 현대의학은 '현대의학의 치료만이 최고'라고 여긴다. 다른 의학과 다른 사고방식을 전혀 인정하지 않는 배타적이고 폐쇄적인 태도를 보인다. 과학적 의학을 지향하는 현대의학은 과학적으로 증명할 수 없는 요법이나 이론은 무시하고 사이비 요법이라고 매도하기도 한다. 자연의학과 동양의학, 민간요법 등 수천 수백 년을 이어온 경험의학을 과학적으로 검증되지 않았다는 이유만으로 배척하고 있다.

과학이 생겨나기 전에도 의학이나 의술은 존재했다. 원래 의학이란 경험의 축적에 의해 탄생한 것이다. 인간의 경험과 체험은 세계 어느 지역을 막론하고 비슷하기 때문에 유사한 자연요법이 전해 내려오는 경우도 있다. 자연의학을 비과학적이고 원시적이라고 말하는 것은 현대의학의 오만이다. 자연의학은 몇천 년을 내려오는 인류의 생활 과정에서 얻은 귀중한 체험과 지혜의 산물이다. 자연의학이 체계와 논리가 없는 것이 아니라, 현대의학의 과학적 사고로 이해를 할 수 없는 것일 뿐이다. 문제가 있는 의학은 결코 오랜 세월 그 맥을 이어 오지 못한다. 한 명의 과학자가 실험실에서 경험하는 것만이 실험이 아니라, 세대와 세대에 걸쳐 인류가 겪어온 경험이 더 과학적인 실험일 수 있다는 사실을 알아야 한다.

과학이란 이미 존재하는 자연의 법칙이나 이치를 발견하는 것이다. 독일의 철학자 마르틴 하이데거(Martin Heidegger)도 “어떤 사물 속에 감추어져 있는 진리를 자각하는 일이 과학의 본령”이라고 했다. 그 과학이 지금까지 발견해 낸 것은 이 무한한 세계에서 모래알 같은 것인지도 모른다. 그리고 생명에 대해 인간이 밝혀낸 과학과 지식이라는 것도 절대 불변일 수는 없다.

우리가 절대적으로 믿었던 과학과 지식이 하루아침에 쓸모없는 것이 되어 폐기되기도 한다. 현대의학사에서도 한때 신성불가침인 양 절대적 진리로 여기던 이론 및 치료법이 장기적인 임상 결과 오히려 해롭다는 사실이 밝혀진 경우는 무수히 많다.

현대 사회의 과학과 기술 자체를 문제 삼자는 것이 아니다. 과학적인 것만이 유용하고, 비과학적인 것은 진정한 지식일 수 없다는 편견을 바로잡자는 것이다. 현대의학으로 치유가 되지 않는 질병이 자연의학을 통해 낫는 경우는 비일비재하다. 그것을 과학적 뒷받침이 없다고 해서 그 결과를 부정하거나, 비과학으로 치부해 버리는 것은 오히려 비합리적인 태도이다. 얼마나 좋은 의학인지는 오로지 치료 결과로 판단되어야 한다. 현대의학의 지식체계로 이해되지 않는다는 이유로, 즉 모르면 비과학이라는 것은 과학의 편협한 횡포일 것이다.

참다운 과학 정신은 우리가 현재 이해하는 지식체계로는 설명이 불가능하지만, 엄연히 존재하는 현실과 현상을 우선 받아들이고 과학화하려는 노력이다. 그것이 과학의 진정한 자세이다.

우리의 주류 의학인 현대의학은 이제 그 권위의식을 벗고 굳게 닫힌 문을 열어야 한다. 세상에는 무수히 많은 의학과 의술이 존재한다. 환자의 고통을 덜어주고 생명을 살려 낸다면, 그 어떤 요법도 훌륭한 의학이고 의술이다. 편견을 버리고 세상의 여러 의학의 장점을 취하기 위해 노력해야 한다.

자기 병도 못 고친 무력한 의사

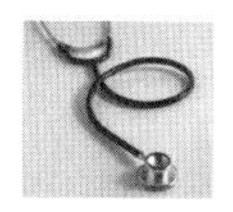

나는 의사이면서 동시에 제대로 치유되지 않는 만성질환을 가진 환자였다. 간염 보균자였고, 아토피 환자였다. 의학을 전공한 내가 내 자신의 병조차 치유할 수 없다는 사실이 더더욱 나를 무력하게 만들었다.

간염 보균자가 된 것은 레지던트 1년 차 때이다. 당시 만성간염 환자를 수술하던 중 봉합 바늘에 찔려서 혈액을 통해 B형 간염 바이러스가 전염되었다. '간염 보균자'라는 사실은 그 후 내 삶의 족쇄처럼 따라다녔다. 언제 만성간염으로 발전할지 모르고, 타인에게 간염 바이러스를 전염시키면 안 되기 때문에 생활에 제약이 많았다. 간에 부담을 주지 않기 위해 항상 주의를 기울여야 했다. 대부분의 간염 보균자는 만성간염으로 발전하고, 결국 간경화나 간암으로 이어지는 경우가 많다. 대부분의 간염 보균자가 그렇듯이 정신적인 스트레스를 안고 살아야 했다. 내가 환자들의 고통에 일찌감치 눈을 뜰 수 있었던 것도 오랜 세월 간염 보균자로 살았기 때문일 것이다.

중년에 접어들면서부터는 아토피 증상이 나타났다. 과로를 하거나 식생활이 불규칙하거나 정신적인 스트레스가 심할 때는 아토피도 어김없이 심해졌다. 모든 만성질환 치료가 그렇듯이 아토피에 대해서도 현대의학은 속수무책이다. 아토피에 많이 쓰이는 스테로이드제는 염증을 억제하는 강력한 증상 완화제로, 장기간 사용할 경우 어지럼증, 경련, 부종, 모세혈관 확장, 색소 침착, 부신 기능 저하, 골다공증, 백내장, 녹내장, 위궤양, 근력 저하, 고혈압, 당뇨병, 폐렴, 생리 불순, 성장장애, 체중 증가, 정신분열증 등 부작용 폐해가 심각한 약물이다.

스테로이드제의 부작용으로 널리 알려진 것 가운데 하나가 쿠싱증후군이다. 쿠싱증후군은 얼굴이 달덩이처럼 둥글어지면서 어깨와 등이 굽고, 배가 나오고 피부가 약해지며, 몸의 면역 기능이 저하되어 세균에 잘 감염되고, 또 정신적인 문제까지 나타나는 심각한 약물 부작용이다.

나는 가능한 한 약을 쓰지 않고 가려움을 참아내야만 했다. 그러면서 현대의학에 대한 회의는 더욱 커져 갔다. 환자 앞에서 무기력한 의사로서의 자괴감, 그리고 자신의 병도 제대로 치유하지 못하는 의사로서의 좌절감으로 방황하던 나는 결국 병원을 떠났고, 현대의학자의 길을 접었다. 스스로도 치유하지 못하는 만성질환 환자라는 꼬리표를 달고서…….

2

자연의학에서

새로운 희망을 보다

니시의학으로 치유한 아토피와 건선, 간염

병원을 그만둔 나는 대체의학을 공부하기 시작했다. 현대의학자의 길은 접었지만, 의사로서의 길마저 포기한 것은 아니었다. 예전부터 관심을 갖고 있던 대체의학을 본격적으로 파고들었다. 어느 한 분야에 매달린 것이 아니라, 두루 관심을 갖고 탐구를 계속했다. 동양의학에 대한 관심이 많았기 때문에 중국에 1년간 다녀오기도 했고, 닥치는 대로 대체의학 서적을 읽어 나갔다.

그 무렵 니시의학(西醫學)을 알게 되었다. 니시의학은 반자연적인 생활습관을 바로잡아 병을 치유하는 자연의학이다. 약을 전혀 쓰지 않고 식사와 생활습관을 교정해서 현대의학으로도 낫지 않는 난치병을 치유시킨다는 사실이 처음에는 황당하게 느껴졌다. 그러나 니시의학의 임상 결과에 대한 자료를 접하면서 관심이 갔고, 과연 맞는지 알아보고 싶었다.

아토피가 낫는지를 직접 시험해보자는 생각으로 2002년 겨울

일본 동경으로 갔다. 니시의학의 맥을 잇고 있는 와타나베 쇼 선생이 운영하는 동경 와타나베 의원을 찾았다. 와타나베 선생은 홋카이도 의과대학 내과 교수를 지낸 현대의학계의 중진이다. 그 역시 현대의학의 한계로 고뇌를 거듭하다 니시의학을 알게 되었고, 스스로 니시의학의 효능과 안전성을 입증하기 위해 45일 동안 곡기를 일절 끊고 생야채식을 하는 등 남다른 실험정신과 탐구 열정을 가진 의학자이다. 니시의학의 효과를 확신하면서 미련 없이 현대의학자의 길을 접고 자연의학자가 된 용기 있는 분이다.

세계적인 대체의학자인 와타나베 선생은 당시 77세의 고령에도 불구하고 청년 같은 열정으로 환자를 보고 있었다. 말수는 적지만 "좋아! 괜찮아!" 하며 항상 긍정적인 말로 환자의 기운을 북돋우는 명의다운 카리스마를 가진 분이다. 전 세계에서 난치병을 앓는 이들이 니시의학으로 치료를 하기 위해 그를 찾고 있었다.

와타나베 선생의 지도로 단식과 생야채즙, 니시운동, 풍욕, 냉온욕 등을 하면서 니시의학을 시작한 지 1주일 만에 내 아토피는 나았다. 지긋지긋하던 아토피의 가려움에서 벗어났다는 것이, 그것도 그렇게 단순한 방법으로 치유되었다는 사실이 믿기지 않았다. 당시 정상 체중보다 약간 더 나가던 몸무게가 5킬로그램 정도 줄었고, 몸과 마음이 날아갈 듯 가벼운 최상의 컨디션을 보였다.

사실 니시의학을 시작할 당시 나의 심신은 최악의 상태였다. 간염 보균자에 건선과 아토피는 더 심해진 상태였고, 면역력이 떨어져 39도나 되는 고열 감기를 앓고 있었다. 그러나 와타나베 선생은 그 흔한 해열제 한 알 쓰지 않고, 오로지 니시의학만으로 나를 치유했다. 1주일 만에 아토피의 가려움에서 해방된 나는 기대하지도 않았던 또 하나의 선물을 받았다. 20년간 간염 보균자로 살아온 나에게 간염 바이러스 항체가 생겼고 지병인 건선의 고통에서도 벗어날 수 있었다. 현대의학자로 살면서 환자에게 감염되어 얻은 간염 바이러스를, 현대의학으로는 도저히 해결할 수 없었는데 니시의학으로 치유된 것이다.

니시의학의 치유 메커니즘을 현대의학의 과학적 의학관, 즉 세포 구조, 생화학, 생리학, 분자생물학적인 용어로 설명할 수는 없다. 그런 이유로 니시의학을 비롯한 많은 대체의학이 비과학적이고 원시적이라는 오명을 쓰고 있다. 하지만 그 비과학적이라는 요법이 '자기 병도 못 고치는 의사'로 살았던 나에게 건강을 되찾게 해주었다. 중요한 건 바로 그것이다. 현대의학으로 고치지 못한 병을 치유했다는 분명한 사실보다 더 중요한 의학적 가치는 없을 것이다. 니시의학을 통해 간염과 아토피의 굴레에서 벗어난 나는 니시의학의 가능성을 확신하게 되었고, 그 후 나는 자연의학자가 되었고, 의사로서의 삶에 전환점을 맞았다.

만성질환·난치병 치료에 효과적인 니시의학

니시의학은 일본의 니시 가츠조(西勝造. 1884~1959) 선생이 만든 자연의학의 하나이다. 일본 대체의학계의 선구자인 그는 자신의 난치병을 치유하기 위해 오랜 세월 연구를 거듭해 니시의학이라는 독창적인 치료법을 창안했다.

9세 무렵부터 원인 불명의 설사와 미열에 시달린 그는 서양의학과 동양의학을 모두 동원해 치료를 받았지만 효과가 없었고, '20세까지 살 수 없을 것'이라는 무서운 선고를 받았다. 충격을 받은 그는 '내 몸을 스스로 치료해보겠다'는 비장한 각오로 공부를 시작했다. 7개 국어를 익혀 동서고금의 서적을 닥치는 대로 읽고, 362종의 건강법을 찾아 스스로 실천했다. 그러나 모두 일주일에서 수개월간 하다 보면 부작용이 나타났다.

그러자 '의사의 말대로 했는데 낫지 않는다면 그 반대로 해보자'는 생각에까지 이르렀고, 먼저 생수를 마시기 시작했다. 당시의 의학에서는 설사에 생수를 금했지만, 반대로 생수를 먹기 시작한 것이다. 생수를 조금씩 계속 마시자 배변 상태가 달라지기 시작했고, 이를 꾸준히 실천하자 신기하게도 설사가 멈추고 편안해졌다.

같은 발상으로 감기 치유도 시도했다. 초기 감기에 옷을 얇게 입고 버티자 몸에서 열이 나는 것을 느낄 수 있었다. 또 감기로 열이 나기 시작하면 찬 물수건으로 열을 식히는 것이 상식이지만, 이때도 반대로 이불을 덮고 충분히 땀을 냈다. 목이 마르면 물을 마시고 염분을 섭취했다. 그러자 감기가 간단히 치유되었다. 말하자면 상식을 뒤집어서 설사와 감기를 치유한 것이다. 그는 점점 체력을 회복해 20세 무렵에는 완전히 건강한 몸이 되었다.

그 후 왜 서양의학의 이론을 반대로 실천한 것이 치유를 가능하게 했는지 그 사실을 알아내기 위해 20여 년에 걸쳐 연구와 검증을 거듭했고, 마침내 니시의학이라는 독특한 의학을 세상에 내놓았다. 선생의 나이 44세 때의 일이다. 니시의학을 완성한 그는 전국을 다니며 왕성하게 강연 활동을 했고, 오늘날 세계적으로 인정받는 자연의학의 하나로 뿌리를 내리게 되었다.

질병은 인체의 균형이 깨어지고 몸의 조절능력을 상실한 상태이다. 즉 항상성이 깨어진 상태를 말한다. 니시의학은 반자연적인 생활과 잘못된 의식주, 부정적인 마음 등이 병을 부추기는 요인이라고 본다. 그로 인해 체내 산소, 물, 소금, 비타민 C가 부족해지고, 척추가 휘며, 숙변이 쌓이고, 발과 다리에 고장이 생기는 등 신체 부조화가 진행되어 병으로 나타난다는 것이다.

따라서 잘못된 생활습관을 바로잡으면 우리 몸의 자연치유력, 즉 면역력이 회복되면서 병을 치유할 수 있다는 이론이다. 니시의학은 반자연적인 생활습관을 바로잡아 병을 치유하는 자연의학이자, 자연적인 생활방식으로 스스로 병을 치료하고 예방하는 생활의학이다. 니시의학에서는 몸에 나타나는 이상 증세를 병으로 보지 않고 우리 몸이 스스로 회복하기 위한 치유 과정으로 본다. 이를테면 세균에 감염된 음식이나 독성물질이 체내에 들어오면, 우리 몸은 그것을 빨리 몸 밖으로 내보내기 위해 구토나 설사를 하게 된다. 병원균이 침입하면, 그 병원균을 무력화시키고 백혈구의 활동력을 강화하기 위해 몸에서 열이 난다.

이럴 경우 현대의학은 해열제나 지사제 등을 써서 바로 증상을 없애려 하지만, 니시의학은 '병은 곧 증상이고, 증상은 곧 치료법'이라고 보기 때문에 고열과 설사, 구토 등의 증상을 막지 않고 치유 작용이 원활하고 순조롭게 이루어질 수 있도록 돕는다. 더불어 자연치유력을 강화하는 생활습관을 강조한다.

니시의학은 잘못된 생활습관을 바로잡아 인체의 자연치유력을 강화하여 질병을 치료하므로, 근본적인 치유가 가능하다는 것이 특징이다. 또한 몸을 정화하고 자신에게 내재된 치유력을 강화해 병을 회복시키기 때문에, 환자의 병리적 이상을 모두 바로잡을 수 있다. 그래서 아토피를 치료하기 위해 니시의학을 하게 된 환자가 더불어 고혈압이나 당뇨병 등 고질적인 지병까지 두루 치유되는 경우가 많다.

부작용 폐해가 심각한 현대의학과 달리 부작용의 위험성이 없고, 고효율 저비용의 치료라는 것도 특징이다. 니시의학은 누구나 쉽게 배울 수 있고, 스스로 집에서 실천할 수 있다. 니시의학의 치료율은 사람마다 또 병에 따라 다르다. 그러나 몸을 정화해 치유력을 배가시켜 병에 대적할 힘을 키우는 만큼 많은 병에 두루 효과적이다. 특히 현대의학이 해결하지 못한 만성질환이나 난치병에 큰 효과가 있다.

니시의학의 4대 원칙 – 사지, 영양, 피부, 정신의 조화

니시의학에서는 건강을 위해 4가지 요소, 즉 사지, 영양, 피부, 정신이 조화를 이루어야 한다고 강조한다. 사지(四肢)는 손과 발을 말하는 것으로, 사지의 건강은 전신 건강에 필수 조건이다. 특히 발에 이상이 있으면 인체의 역학적인 불균형을 초래해 병을 부추기게 된다. 혈액순환의 원동력이 모세혈관망에 있다고 보는 니시의학은 손과 발의 운동을 특히 강조한다.

모세혈관망은 모세혈관과 글로뮈를 일컫는다. 글로뮈는 모세혈관이 수축할 때 세동맥의 혈액이 모세혈관을 거치지 않고 바로 세정맥으로 흘러가게 하는 옆길(bypass) 혈관으로, 모세혈관마다 하나씩 붙어 있다. 말하자면 혈액의 비상 통로인 셈이다.

현대의학은 혈액순환의 원동력이 심장에 있다는 심장펌프설을 주장한다. 하지만, 니시의학은 혈액순환이 심장의 수축운동보다 모세혈관망의 모세관 현상에 의한 흡인력으로 이루어진다고 본다. 모세관 현상으로 모세혈관이 진공 상태가 되면 강한 흡인력을 발현하는데, 이것이 혈액을 순환시키는 원동력이라는 이론이다. 심장의 펌프질만으로 전신에 혈액을 공급한다는 것은 역부족이며, 약 51억 개에 달하는 모세혈관과 글로뮈를 혈액순환의 원동력으로 보는 것이다. 모세혈관과 글로뮈의 협동, 그리고 심장과의 합동 작용에 의해서 혈액순환이 이루어진다는 것이 니시의학의 순환이론이다. 모세혈관망의 70%가 팔과 다리에 모여 있기 때문에,

혈액순환을 원활히 하기 위해서 사지의 운동을 강조하는 것이다.

영양은 건강을 위한 필수 요소이다. 니시의학은 음식과 식습관의 중요성을 강조한다. 배설 기능을 원활히 하기 위해 아침 식사를 없애고, 생야채즙을 먹고, 생수와 감잎차를 자주 마시라고 권한다.

우리 몸의 건강을 위해서는 피부를 과보호하지 않고 단련해 기능을 강화하는 것도 중요하다. 피부의 역할 가운데 가장 중요한 것이 호흡 작용이다. 그런데 현대인들은 냉난방이 완비된 환경 속에서 생활하고, 지나치게 옷을 두껍게 입어 피부 호흡 기능이 약화되었다. 피부 호흡이 원활하지 않아 체내 산소가 부족하면 음식물을 산화해 에너지를 만드는 기능이 약해지고, 체내 노폐물과 일산화탄소가 축적되어 병을 부추긴다.

정신은 피부, 영양, 사지를 총괄하는 것으로, 긍정적인 생각은 건강을 위한 필수 요소이다. 피부, 영양, 사지가 정상적이라고 해도 정신이 건강하지 못하면 균형이 무너져 육체적인 건강도 손상을 받게 된다. 부정적인 생각과 탐욕은 필연적으로 불만을 낳고, 불만이 낳은 심리적 스트레스는 우리 몸의 순환 기능을 저하시키고 정상적인 신진대사를 방해해 병을 부른다. 부정적인 시각을 바꾸고 긍정적인 생각을 갖는 것이 무엇보다 중요하다.

니시의학에서 4대 원칙으로 강조하는 사지, 영양, 피부, 정신이 균형 있게 조화를 이루는 것이야말로 진정한 건강을 얻고, 질병을 치유할 수 있는 방법이다.

자연의학의 현명한 이용

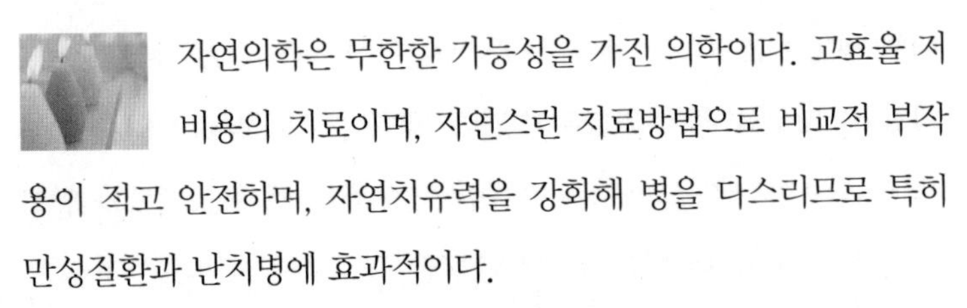

자연의학은 무한한 가능성을 가진 의학이다. 고효율 저비용의 치료이며, 자연스런 치료방법으로 비교적 부작용이 적고 안전하며, 자연치유력을 강화해 병을 다스리므로 특히 만성질환과 난치병에 효과적이다.

그러나 자연의학 역시 만능일 수는 없다. 아니 세상에 만능 의학과 만병통치약은 없다. 인간이 완벽할 수 없듯이, 어떤 의학도 완전할 수는 없다. 만약 어떤 요법이 만능이자 만병통치라고 주장하는 사람이 있다면 '과대광고'나 '사이비 의료'로 보아도 무방할 것이다. 세상에 존재하는 모든 의학은 그 나름의 장점과 단점이 있다. 그것을 현명하게 이용하는 지혜가 필요하다. 교통사고로 심한 외상을 입은 사람은 가능한 한 빨리 현대의학으로 응급처치를 해야 하고, 급성 감염으로 생명이 위독한 사람 역시 현대의학의 약물요법으로 우선 위독한 상황을 모면해야 한다. 현대의학이 절대적으로 필요한 상황에서조차 자연의학을 고집한다는 것은 '현대의학에 대한 맹신'만큼이나 어리석은 일일 것이다.

무엇보다 자신의 질병에 대해 정확히 이해하고, 그런 다음 자신의 병에 맞는 치료법을 선택하는 안목이 필요하다. 오늘날 자연의학이 진가를 발휘하는 부문은 만성질환이다. 자연의학을 비롯한 대체의학은 현대 사회에서 문제가 되고 있는 대부분의 만성질환에 효과적이다. 그리고 확실한 병명이 없으면서 일상생활에 불편을 주는 기능성 장애나 신경성 질환에 효과가 크다.

자연의학의 단점은 인체의 면역력을 강화하는 단계를 거쳐 병적인 현상을 바로잡기 때문에 대개 효과가 늦게 나타난다는 것이다. 그러다 보니 병의 진행 속도가 빠른 질환의 경우 효과가 미흡하다. 급성질환이나 신속하게 처치해야 하는 응급 질환은 현대의학으로 빠르게 대처하는 것이 좋다.

니시의학도 마찬가지이다. 치료 효과가 다소 느리다 보니, 병의 진행이 빠른 말기 암의 경우 병의 진행 속도를 치유 속도가 따라잡지 못해 완치가 힘든 것이 사실이다.

대부분의 자연의학은 한 알의 진통제로 통증이 바로 가시는 화학적인 약물요법처럼 신속한 효과는 기대할 수 없다. 그러나 시간을 두고 단계적으로 이루어지는 치료야말로 진정한 치유법이며, 인체에 미치는 부작용을 고려할 때도 보다 안전할 것이다.

세상에 만능 의학은 없다

자연의학에 대한 관심이 높아지면서 자연의학을 전문적으로 시술하는 치료사들도 늘었고, 이용하는 이들도 늘었다. 그러나 제도권 의학과 달리 '사이비'나 '악덕 상술'을 구별해낼 수 있는 제도적 장치가 없기 때문에 신중하게 선택할 필요가 있다.

자연의학을 선택할 때는 환자나 보호자가 우선 자료를 모아서 스스로 공부를 해야 한다. 자신에게 효과적인 치료법으로 어떤 것이 있는지 우선 조사한 후, 자연의학으로 치유한 사람들을 찾아 적합한 방법인지를 적극적으로 알아보아야 한다.

자연요법을 선택할 때는 우선 자신의 질환에 잘 맞는지, 위험요소는 없는지를 확인하자. 또 언제부터 사용되어 왔는지, 성공률은 얼마나 되는지, 심각한 부작용은 없는지, 얼마동안 치료를 받아야 하는지, 지속적으로 하기 쉬운지, 해당 요법을 실행한 후에는 몸에 어떤 변화가 있는지, 경비는 얼마나 드는지 등을 자세히 알아보아야 한다.

모든 자연요법이 모든 이들에게 똑같은 효과를 내는 것은 아니다. 높은 효과를 내는 질환이 있는가 하면 효과가 미미한 질환도 있다. 따라서 특정 질환에 걸린 사람이 어떤 요법으로 나았다고 해서, 그 결과만 보고 무턱대고 따라 해서는 안 된다.

또한 부작용이 없는 안전한 방법인지를 점검해야 한다. 대부분의 자연의학은 현대의학과 같은 큰 부작용이 없는 것이 특징이지만, 해당 요법이 안전한 치료법인지는 반드시 점검할 필요가 있다. 그 시술의 장점 못지않게 단점까지도 제대로 알아본 후 치료에 임해야 한다.

자연의학을 선택해 치료를 할 때는 해당 분야 치료법과 의료진의 전문성도 알아보자. 그 분야를 제대로 공부하고 임상 경험이 풍부한 치료사에게 치료를 하는 것과 그렇지 않은 사람에게 치료를 받는 것은 차이가 있다. 특히 중병을 앓고 있는 환자라면 해당 요법 치료사의 전문성과 경력을 꼼꼼히 알아본 후에 치료에 임해야 한다. 자연요법 치료사를 결정할 때는 우선 상담부터 해보고 판단하는 것이 좋다. 환자가 겪고 있는 증상과 고통을 세세히 들어 주는 치료사, 해당 요법의 치료 과정에서 문제가 되는 점을 자세히 설명하고 또 어떻게 치료가 이루어지는지를 구체적으로 말해주는 치료사라면 대체로 믿을 만하다.

만병통치를 주장하는 치료사라면 일단 의심해볼 필요가 있다. 모든 병을 치료하는 만능 의학이라고 주장한다면 과대 선전일 가능성이 높다. 확실한 전문적 근거가 있는 치료사는 자신이 사용하는 자연의학의 한계를 분명히 알고 있다. 그리고 그 한계에 대한 내용을 공개하고 이에 대한 대책도 세우고 있다. 자연의학이라는 말로 포장한 악덕 상술에 휘말려 피해를 입지 않도록, 해당 요법에 대해 구체적으로 알아보고 신중하게 결정해야 할 것이다.

신중하게 자연의학을 선택해 치료에 들어갈 때는 긍정적인 마음을 갖고 자신의 몸의 변화를 스스로 점검하면서 치료에 임하자. 특히 여유를 갖고 치료에 임하는 자세가 중요하다. 그러나 대부분의 환자들은 빨리 낫고 싶어서 마음을 들볶는 경우가 많다. 하루라도 빨리 낫고 싶은 심정을 이해하지 못하는 것은 아니지만, 그 심리적 스트레스가 오히려 치유를 방해한다.

쉽고 빠르게 병을 고치려는 환자들의 심리가 우리 사회를 부작용 천국으로 만드는 데 큰 몫을 한 것 또한 사실이다. 현대의학의 공격적인 치료는 대부분 신속하게 효과를 내지만, 무서운 부작용 폐해를 낳았다. '한 방에 낫는다'는 과장 광고로 환자들을 유혹하는 악덕 상술이 사라지지 않는 것도 환자들의 이런 심리 때문일 것이다.

질병이 하루아침에 생긴 것이 아니기에, 치유를 하는 데도 시간이 필요하게 마련이다. 특히 오랫동안 병을 키워온 만성질환을 쉽고 빠르게 치유하겠다는 것은 자연의 이치를 외면하는 욕심이다. 적은 노력을 들여 큰 수확을 얻을 수는 없다. 이 불변의 진리를 기억하면서, 인체에 부담을 적게 주면서 단계적으로 치료를 해나간다는 마음 자세를 갖는 것이 중요하다. 긍정적이고 여유 있는 마음을 가질 때 치유 시기를 앞당길 수 있다.

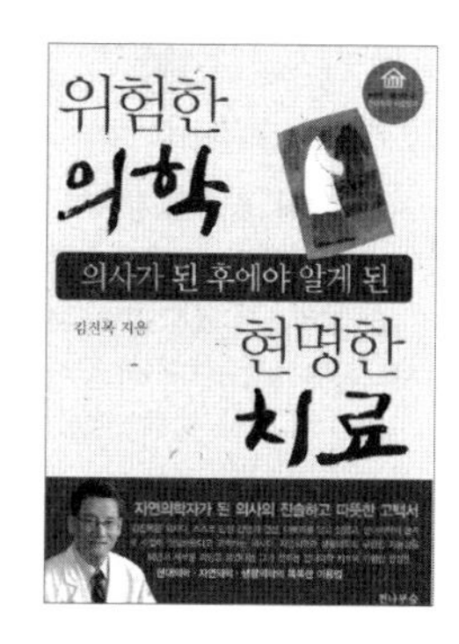

Contents

건강한 삶 좋은 생활이야기

〈건강한 삶, 좋은 생활이야기〉는 건강 멘토 도서출판 전나무숲에서 그동안 출간한 도서들 가운데 독자들에게 큰 사랑을 받은 건강·의학 도서를 선정하여 재구성한 시리즈입니다. 이번 시리즈를 통해 가정에서 활용 가능한 유익한 건강 지식을 좀 더 쉽고 일목요연하게 만나보실 수 있습니다.

의사가 된 후에야 알게 된

위험한 의학 현명한 치료

초판 1쇄 발행 | 2015년 12월 17일
초판 3쇄 발행 | 2018년 10월 22일

지은이 | 김진목
펴낸이 | 강효림
기획·원고정리 | 이송미
펴낸곳 | 도서출판 전나무숲 檜林
출판등록 | 1994년 7월 15일 · 제10-1008호
주소 | 03961 서울시 마포구 방울내로 75, 2층
전화 | 02-322-7128
팩스 | 02-325-0944
홈페이지 | www.firforest.co.kr
이메일 | forest@firforest.co.kr

ISBN | 978-89-97484-61-4 (14510)
ISBN | 978-89-97484-43-0 (세트)